LIVRE DE RECETTES ET GUIDE COMPLET DU RÉGIME CONTRE LE CANCER

Affamez le cancer sans vous affamer et gagnez le combat - Recettes saines, savoureuses et nourrissantes pour le traitement et la guérison du cancer !

Jean Martin

TABLE DES MATIÈRES

Introduction 5
Prévention du cancer et suggestions de préparation des aliments .. 10
Aliments à essayer 15
Aliments à éviter 19
Petit-déjeuner 22
    Toast français à la farce 22
    Muffins anglais florentins aux blancs d'œufs 22
    Œufs à la florentine... 24
    Burrito pour le petit-déjeuner... 26
    Omelette Veggie Blanc d'œuf... 27
    Pour 2 personnes... 28
    Pizza pour le petit-déjeuner 28
    Crêpes à la farine de maïs... 30
    Compote de fruits frais... 31
    Omelette verte 32
    Œufs brouillés aux épices indiennes.................................. 33
    Casserole avec pommes de terre rissolées et œufs 34
    Crêpes aux flocons d'avoine 36
    Céréales chaudes à base de céréales complètes 37
    Crêpes à la ricotta et aux myrtilles 38
    Toast français à la farce 40
En-cas et smoothies 42
    Smoothie à l'ananas, à la banane et au cacao.................... 42
    Smoothie au beurre d'amande 43
    Smoothie aux abricots et aux ananas................................. 43
    Smoothie à la mangue.. 44
    Smoothie aux bananes et aux oranges............................... 45
    Smoothie aux baies... 45
    Smoothie à l'ananas, à la banane et au cacao.................... 46
    Smoothie au chou frisé... 47
    Haricots Garbanzo, grillés 47
    Smoothie aux pêches 48

    Le Trail Mix est un en-cas sain. 49
Pain - Pain de maïs 51
    Irish Soda Bread (blé entier) 51
    Muffins aux pommes, carottes et raisins secs 52
    Pain à la banane et à la cannelle 53
    Baguette Ciabatta 55
    Gâteau au café aux graines de pavot et aux agrumes 56
    Pain de maïs 58
    Pain à l'ail 58
    Pain de blé entier, nature 59
    Pain plat à l'ail qui n'est pas si plat que ça 60
    Pain aux herbes 62
    Pain au potiron avec garniture de flocons d'avoine 64
    Garniture pour les flocons d'avoine 65
    Garniture de flocons d'avoine sur du pain aux patates douces 66
    Muffins à la myrtille faits de blé entier 67
    Irish Soda Bread (blé entier) 68
    Pain pita (blé entier) 69
    Pain aux courgettes 70
    Pain à la cannelle et aux raisins secs 72
Sandwichs 74
    Panini aux légumes rôtis 74
    Frites et cheeseburger 74
    Wraps à base de lavash 76
    Burgers aux champignons portobello 77
    Burgers aux champignons et aux légumes 78
    Panini à l'oignon et au poivre 79
    Panini aux légumes rôtis 81
    Salade de pain pita 82
    Burgers au saumon 83
Salades 85
    Salade de chou aux épices indiennes 85
    Tomates, roquette et champignons marinés 85
    Salade d'asperges et de tomates 86

Garnitures de salade à l'avocat et aux tomates 87
Salade avec riz brun et curry 88
Salade d'orge et de légumes 89
Salade de betteraves 91
Salade de carottes et de raisins secs 92
Slaw avec Cole Slaw 93
Salade avec une vinaigrette aux agrumes et au gingembre 95
Salade de côtelettes 96
Salade avec des oeufs blancs 97
Salade au fenouil 98
Salade de chou aux épices indiennes 99
Salade avec pommes de terre 100
Salade de chou frisé, de tomates et d'avocat 102
Tomates marinées 103
Salade avec brocoli rôti 104
Salade aux épinards, champignons et oignons grillés 105
Salade avec du maïs rôti 106
Salade de légumes rôtis 107
Salade de saumon 109

Pizzas 111
Pizza avec salade à l'ail 111
Pâte à pizza à base de blé complet 112
Sauce pour pizza 113
Pizza avec salade à l'ail 113
Pizza avec asperges et champignons grillés 115
Pizza aux tomates et au basilic 117
Pizza du Mexique 118
Pizza au pesto 120
Pizza aux poivrons et oignons sautés 121
Pizza aux légumes rôtis 122

INTRODUCTION

À l'été 2004, mon médecin m'a annoncé que j'étais atteinte d'un cancer en phase avancée et que j'avais 15 % de chances de survie. Je savais qu'il n'y avait pas grand-chose que je pouvais faire dans mon parcours, mais j'étais déterminée à tirer le meilleur parti de ce que je pouvais, à savoir la nutrition et l'exercice. J'ai immédiatement entrepris une étude à long terme sur les aliments et leurs liens avec le cancer. J'ai découvert ce qui suit : Il a été scientifiquement démontré que certains aliments permettent d'éviter certains cancers, tandis que d'autres contribuent à provoquer des cancers spécifiques. Des études ont prouvé qu'un régime alimentaire spécifique pouvait aider à prévenir les cancers, mais pas pour d'autres cancers... pas encore. Ainsi, pour l'instant, les preuves concernant certaines tumeurs malignes ne sont pas claires, mais cela n'exclut pas la possibilité qu'elles se révèlent positives à un moment donné dans le futur. En attendant, il est acceptable de manger aussi sainement que possible.

Vous avez sans doute choisi ce livre parce que vous avez un cancer ou que vous connaissez quelqu'un qui en a un. Pour être honnête, qui ne l'est pas ? L'American Cancer Society affirme que

Le cancer est le terme générique qui regroupe plus de 100 maladies dans lesquelles les cellules d'une zone spécifique du corps commencent à proliférer de manière incontrôlée. Bien que nous essayions de l'ignorer dans le cadre de notre vie quotidienne, il s'agit en réalité d'une épidémie. Nous l'ignorons et le contournons comme un éléphant au centre de la pièce jusqu'à ce que nous soyons obligés d'y faire face. Nous pensons que si nous l'ignorons, il disparaîtra. Le cancer reste le mot en "C" tant redouté. Tout le monde a peur d'en parler ou d'en discuter. Malheureusement, il ne disparaît pas. L'éléphant ne fait que grossir. J'entends cela tout le temps : ma mère, ma sœur, mon beau-père, mon enfant, mon chien... Cette créature n'a pas de défenses. Elle finira par affecter chacun d'entre nous d'une manière ou d'une autre.

Néanmoins, nous continuons à marcher sur la pointe des pieds, en pensant que cela ne nous arrivera pas, mais cela peut arriver. Lorsqu'ils reçoivent un diagnostic effrayant, la plupart des individus vont tout essayer pour s'aider. Pourquoi ne pas commencer maintenant, avant de devoir passer par ce que j'ai vécu ? Voulez-vous que vos enfants aient à vivre ce que j'ai vécu ?

Selon des recherches récentes, si vous êtes une femme qui lit ce livre, vous avez un risque sur trois de développer un cancer au cours de votre vie. et non votre voisin ou votre collègue de travail. Ne vous attendez donc pas à ce que ce soit toujours quelqu'un d'autre. La vérité est que vous avez une probabilité décente de l'obtenir. C'est bien pire si vous êtes un homme ou un bébé. Vous avez une chance sur deux de gagner. Les enfants nés aujourd'hui ont une chance effrayante de 50/50 de développer un cancer au cours de leur vie, à moins que des changements ne soient effectués.

Il y a un peu de lumière au milieu de la morosité ambiante. Selon un rapport publié dans la revue en ligne Cancer (mars 2012), les Centers for Disease Control and Prevention des États-Unis, l'American Cancer Society, le National Cancer Institute et la North American Association of Central Cancer Registries ont indiqué que les taux de mortalité pour tous les cancers, y compris les quatre plus courants (poumon, colorectal, sein et prostate), ont régulièrement diminué entre 1999 et 2008. On pense que la diminution du nombre de décès et de nouveaux cas de cancer est due à l'amélioration des connaissances scientifiques sur la manière de détecter, de traiter et de prévenir le cancer en premier lieu.

Cela ne veut pas dire que nous sommes impuissants face à cette situation. Surtout si nous commençons dès maintenant, avant le redoutable diagnostic, lorsque nous sommes encore en bonne santé. On ne pense plus que le cancer est un phénomène aléatoire ou qu'il est principalement dû à l'hérédité. En réalité, seul un infime pourcentage de toutes les tumeurs malignes est dû à des prédispositions génétiques de nos ancêtres. De nombreux cancers sont causés par des facteurs environnementaux, une mauvaise alimentation et un manque d'activité. Des recherches menées par l'université de Copenhague et publiées dans le New England Journal of Medicine en mars 1988 ont révélé que les enfants adoptés à la naissance présentaient un taux de mortalité précoce (y compris le cancer) similaire à celui de leurs parents adoptifs. Aucun lien n'a été trouvé entre les taux de mortalité infantile et les parents biologiques.

Vous vous dites peut-être : "Qui êtes-vous pour me conseiller sur la façon d'éviter le cancer ?" Vous l'avez ! C'est vrai, je l'ai eu, mais je ne l'ai pas récupéré alors que tout était contre moi - et je pense que c'est mon régime alimentaire et mon programme d'exercices qui ont empêché que cela ne se reproduise. Malheureusement, à l'heure actuelle, les preuves scientifiques ne sont pas claires quant à savoir si l'alimentation peut contribuer de manière substantielle à la prévention de la récidive du cancer. Néanmoins, l'American Cancer Society a publié des recommandations suggérant aux survivants du cancer de maintenir un mode de vie sain. Elle préconise depuis longtemps ces mesures pour aider à éviter des tumeurs malignes spécifiques, mais elle propose maintenant les mêmes normes aux survivants du cancer pour aider à prévenir la récidive du cancer.

Ils conseillent d'éviter la cigarette, de garder un poids sain, de faire de l'exercice, de réduire le temps passé assis et de consommer des fruits, des légumes et des céréales complètes. Ils conseillent également de réduire votre consommation de viande rouge, de viande transformée et d'alcool. Ce sont les mêmes recommandations que je fais dans mon plan alimentaire.

Comme il existe des preuves substantielles qu'un régime à base de plantes réduit globalement le risque de cancer, j'ai décidé de pécher par excès de prudence, et l'American Cancer Society est désormais d'accord. J'ai donc décidé de concevoir et de suivre un régime axé sur les aliments dont il est prouvé qu'ils aident à prévenir le cancer, même si les études scientifiques sur leur efficacité dans la prévention des récidives sont encore en cours.

La vérité est que nous ne savons pas pourquoi certaines personnes développent un cancer et d'autres pas, ni pourquoi le moment est si critique. En attendant, il va de soi que le fait de maintenir son corps aussi sain que possible, y compris avant, pendant et après le processus de cancer, aide à lutter contre la maladie. Par exemple, bien que les preuves scientifiques soient encore en cours d'élaboration, je pense que manger une salade fraîche est plus sain pour votre corps et prévient davantage le cancer qu'un beignet glacé.

Il y a des années, j'ai fait l'autruche, croyant que le cancer était quelque chose qui n'arrivait qu'aux autres, pas à moi. J'avais la quarantaine et un peu de surpoids. Je ne mangeais pas très mal, mais mon régime alimentaire n'était pas génial non plus. Je ne faisais pas beaucoup d'exercice et je subissais beaucoup de stress dans ma vie. Je me tenais constamment au courant des aliments qui m'étaient nocifs et de ceux qui étaient sains pour moi, mais pour être honnête, tout entrait par une oreille et sortait par l'autre. Qu'est-ce qu'ils vont me dire qui est terrible pour moi ensuite ? Bla, bla, bla. J'ai traversé la vie en mangeant béatement tout ce qui me plaisait, en achetant des vêtements plus grands à mesure que l'âge mûr avançait, en pensant toujours que le grand C ne frapperait pas à ma porte. Avec le recul, ce n'était pour moi qu'une question de temps.

Mon premier diagnostic précoce (erroné) de cancer était un lymphome ; comme la maladie s'était propagée à de nombreux ganglions lymphatiques, il est apparu comme un lymphome. Après des tests plus poussés, on a diagnostiqué un cancer des trompes de Fallope à un stade avancé. Mon médecin m'a indiqué que je n'avais que 15 % de chances de survie. Six mois plus tard, en suivant un traitement standard, j'ai guéri de la maladie (comme beaucoup de femmes le font). Mon médecin a alors estimé que la probabilité d'une récidive était de 75 %. C'est pourquoi le cancer des ovaires et des trompes de Fallope à un stade avancé est si mortel. Vous pouvez vous en sortir, mais il est presque difficile de le rester. Il est assez rare qu'une femme ne soit plus atteinte d'un cancer après avoir reçu un diagnostic de cette maladie. Il est rare de ne pas avoir de cancer pendant si longtemps.

En raison de la forte incidence de récidive du cancer des ovaires et des trompes de Fallope au cours des trois premières années, les entreprises pharmaceutiques développent des médicaments pour prévenir les récidives. J'ai participé à une étude clinique sur l'un de ces médicaments prometteurs, menée dans des hôpitaux du pays. Malheureusement, l'essai a été interrompu au bout de neuf mois parce qu'il était évident que le médicament ne fonctionnait pas - trop de femmes participant à l'étude avaient rechuté. J'étais la seule femme de l'essai de mon hôpital à ne pas avoir rechuté.

Un copain en ligne qui participait également à l'étude scientifique m'a dit un jour : "Oh, je ne pourrais jamais abandonner la viande." Je mourrais si je devais arrêter de manger du bœuf. Ce qu'elle aurait dû dire, c'est "Je vais mourir si je n'arrête pas de manger de la viande". Mais elle ne l'a pas fait, et puis elle l'a fait. Je suis donc consciente qu'on m'a accordé une seconde chance de vivre. Je n'ai pas eu de cancer et je n'en ai toujours pas après des années d'études diététiques et de mise en pratique. Il n'y a jamais eu de récidive chez moi.

De nombreuses données scientifiques montrent qu'une bonne alimentation peut contribuer à prévenir le cancer, et qu'une mauvaise alimentation peut contribuer à le provoquer. Bien que les données scientifiques soient encore divisées et que la recherche sur les aliments qui préviennent les récidives se poursuive, j'ai le sentiment que mon régime alimentaire et mon mode de vie me permettent de ne pas avoir de cancer. Même si toutes les chances étaient contre moi, je me sens aussi bien, voire mieux, que lorsque j'avais vingt ans. Les données scientifiques montrent qu'une alimentation saine et un exercice physique régulier peuvent réduire considérablement le risque de développer un cancer en premier lieu.

Manger, bien sûr, doit être une expérience sensorielle agréable et saine pour le corps. J'ai donc entrepris d'écrire un livre de cuisine rempli de plats savoureux qui plairait à ceux qui aiment manger d'excellents plats, plutôt qu'un livre sur l'alimentation saine. J'ai écrit un livre de cuisine utilisant des aliments ordinaires pour les familles de tous les jours, car tout le monde n'a pas le temps ou l'argent pour aller dans les magasins d'aliments naturels ou les marchés de producteurs, alors que tout le monde est exposé au risque de cancer.

J'ai toujours aimé manger, et j'ai toujours aimé cuisiner ! Je suis un peu un pro - j'ai passé beaucoup de temps dans le secteur de la restauration, en tant que propriétaire, gestionnaire et cuisinier. Manger et moi sommes des amis de longue date. J'ai réorganisé ma cuisine et ma vie pour me concentrer sur la prévention du cancer. Vous le pouvez aussi, avec un petit effort.

PRÉVENTION DU CANCER ET SUGGESTIONS DE PRÉPARATION DES ALIMENTS

Je me tiens à l'écart des édulcorants artificiels. Bien que des recherches préliminaires sur plusieurs d'entre eux aient indiqué qu'ils induisaient le cancer chez les rats, d'autres recherches ont montré qu'ils ne provoquaient pas de cancer chez les humains. Des études sont encore en cours, et je ne veux pas prendre de risques. Nous sommes habitués à consommer des repas excessivement sucrés, en particulier dans notre pays. J'essaie de manger biologiquement et je me suis habituée (et j'aime maintenant) à des repas qui ne sont pas trop sucrés. Alors quel est l'intérêt de prendre un risque ? Qui sait quels seront les résultats de la prochaine recherche ?

L'ail contient de nombreux composés qui ont été et continuent d'être étudiés pour leurs propriétés anticancéreuses. En revanche, on a constaté que l'ail cuit perdait ses qualités potentielles de lutte contre le cancer. Commencez par écraser, hacher ou émincer votre ail avant de passer au reste de la préparation du plat. Si vous laissez reposer l'ail écrasé, ne serait-ce que 10 minutes, il conservera ses effets anticancéreux potentiels pendant la cuisson.

Griller et allumer le gril est quelque chose que nous aimons tous faire. En revanche, la cuisson des viandes à haute température produit des substances chimiques cancérigènes appelées HCA (amines hétérocycliques). Les AHC ont été associés au cancer. Cela vaut non seulement pour la viande rouge, mais aussi pour le poulet et le poisson. Les fruits et légumes, en revanche, ne génèrent pas d'AHC. Faites donc griller vos fruits et légumes à votre guise, mais évitez de faire griller des viandes. Toutefois, si vous insistez pour mettre de la viande sur le gril, voici quelques précautions à prendre pour réduire votre risque de cancer :

Pour **éviter que** la graisse ne s'égoutte sur le gril, procédez comme suit :

- Utiliser des morceaux de viande ou des fruits de mer plus

maigres.

- Gardez un flacon pulvérisateur rempli d'eau près du gril et arrosez les flambées dès qu'elles se produisent.

- Placez la viande/le poisson sur une feuille d'aluminium percée de quelques trous plutôt que directement sur le gril.

- Utilisation d'une marinade. Il a été prouvé que le fait de mariner la viande ou le poisson avant de le faire griller réduit considérablement la production de HCA.

- Évitez de carboniser ou de roussir la viande (il est souvent utile de retourner la viande/le poisson).

- Le temps de cuisson est réduit en utilisant une quantité moindre.

- Préparez la viande pour le gril en la faisant précuire.

- Maintenir une température basse sur le gril.

Il est prouvé que les **oignons** aident à prévenir le cancer, mais une nouvelle étude va plus loin : les oignons à l'odeur plus forte contiennent plus d'antioxydants que ceux au goût plus doux. Les échalotes, Western Yellow, New York Bold et Northern Red ont un goût plus prononcé et de meilleurs niveaux d'antioxydants. En revanche, les oignons Empire Sweet, Western White, Peruvian Sweet, Mexico, Texas 1015, Imperial Valley Sweet et Vidalia sont plus doux et contiennent moins d'antioxydants.

Le pourcentage de graisses insaturées et saturées dans les huiles varie considérablement. J'utilise généralement des huiles d'olive et de canola, car elles sont riches en graisses insaturées et pauvres en graisses saturées.

Les pesticides doivent être évités car il a été prouvé que certains d'entre eux provoquent des cancers. En outre, les travailleurs qui utilisent des pesticides sont plus susceptibles de contracter certaines affections malignes.

L'activité physique et l'exercice régulier sont essentiels au maintien d'une bonne santé. La ligne directrice la plus récente est de 30 minutes d'activité modérée à intense chaque jour. La marche et le vélo sont des exemples d'exercice modéré. La natation et la course sont des exemples d'exercice intense. Le test de la conversation est une règle empirique solide. Vous faites de l'exercice à un niveau modéré si vous pouvez parler correctement mais pas chanter. Vous faites de l'exercice vigoureux si vous ne pouvez prononcer que quelques mots sans reprendre votre souffle. Prenez l'habitude de faire de l'exercice avec un ami.

Les **salades** sont délicieuses, mais évitez la laitue iceberg. La plupart des restaurants proposent maintenant de la laitue iceberg, bien qu'elle soit principalement composée d'eau et qu'elle ait peu d'avantages nutritionnels. Utilisez plutôt des légumes verts consistants comme la roquette, le chou, les épinards, le chou frisé, le chou cavalier, les feuilles de moutarde ou le cresson.

Le tabagisme doit être évité à tout prix. Selon l'Institut national du cancer, la fumée du tabac contient plus de 7 000 composés, dont au moins 250 sont connus pour être dangereux. 69 des 250 substances dangereuses identifiées sont cancérigènes. Il n'y a aucun avantage à le faire - ne le faites pas !

Le dextrose, le fructose, les concentrés de jus de fruits, le glucose, le miel, le lactose, le maltose, la mélasse, le sucrose, le sucre (blanc et brun) et le sirop sont des exemples de sucres (de maïs et d'érable). Il faut les éviter ou les consommer avec modération. Si vous devez vous faire plaisir, associez-les à des protéines, des graisses ou des fibres. Les sucres simples sont digérés plus sainement par votre organisme et génèrent moins d'insuline lorsqu'ils sont consommés de cette manière. La meilleure chose à faire est de limiter autant que possible votre consommation de ces sucres. Bien que plusieurs de mes recettes nécessitent une petite quantité de sucre brun, j'utilise du sucre brun naturel/brut, qui n'est que marginalement meilleur que le sucre brun. Le sucre brun naturel est fabriqué à partir de la cristallisation initiale de la canne à sucre et subit donc un traitement minimal. Le sucre brun ordinaire n'est que du sucre blanc raffiné auquel on a ajouté de la mélasse. La modération est essentielle. Le sirop de maïs à haute teneur en fructose doit être évité à tout prix.

Il n'a pas encore été démontré que les **suppléments** aident à lutter contre le cancer. À ce sujet, le jury n'est pas encore fixé, car les données recueillies sont insuffisantes. Certains compléments à forte dose peuvent potentiellement augmenter le risque de cancer. Il s'agit d'une décision personnelle qui doit être prise après avoir effectué des recherches et consulté votre médecin. L'alimentation reste la meilleure source de vitamines et de minéraux.

Les lits de bronzage ont été liés au cancer chez l'homme. Alors courez dans l'autre direction - ne vous promenez pas ! Utilisez-les à vos risques et périls !

On peut trouver des antioxydants dans toutes les sortes de thé. Les thés blancs et verts sont moins transformés que le thé noir et ont des taux d'antioxydants plus élevés. Les preuves que le thé peut aider à prévenir le cancer sont contradictoires. Il a été démontré en laboratoire que le thé peut combattre le cancer, mais les résultats des essais sur l'homme sont mitigés. Lorsque j'ai été diagnostiqué, j'ai abandonné le café et suis passé au thé vert. Il est courant que les études soient mitigées. Je préfère pécher par excès de prudence.

Soyez du côté sûr. S'il n'a pas été démontré qu'il me fait du mal, il peut m'être bénéfique.

Les **légumes** sont délicieux, mais leur préparation peut laisser perplexe. Il a été prouvé en laboratoire que les légumes du genre Brassica, notamment le brocoli, les choux de Bruxelles, le chou-fleur et le chou vert, contribuent à prévenir le cancer. Cependant, des recherches récentes ont montré que l'ébullition réduit considérablement les qualités anticancéreuses de ces légumes. Il est préférable de les préparer à la vapeur, en les faisant sauter ou en les passant au micro-ondes.

Les haricots verts, les betteraves et l'ail ont montré qu'ils conservaient leur niveau d'antioxydants après la plupart des techniques de cuisson utilisées dans les tests. Cependant, les artichauts sont le seul légume qui a conservé son niveau élevé d'antioxydants après toutes les procédures de cuisson.

La vitamine D peut être bénéfique dans le traitement de certaines tumeurs malignes. La vitamine D s'acquiert par le contact de la peau avec la lumière du soleil, les suppléments et l'alimentation. Pourtant, peu d'aliments contiennent de la vitamine D. On trouve de la vitamine D dans le saumon, les sardines, le maquereau, l'huile de foie de morue et les aliments enrichis comme le lait et les céréales. Le débat sur la vitamine D doit être abordé avec votre médecin, car les taux de vitamine D recommandés diffèrent selon le sexe et l'âge.

De nombreux médecins estiment aujourd'hui que les doses actuellement suggérées sont insuffisantes et préconisent des niveaux plus élevés. L'exposition au soleil est l'une des meilleures méthodes pour acquérir de la vitamine D. Cependant, de nombreuses variables, notamment la peau foncée, l'âge (les personnes âgées ont une conversion réduite de leur peau pour créer de la vitamine D), la génétique, l'obésité et certains médicaments, réduisent la capacité de l'organisme à fabriquer de la vitamine D. Une exposition accrue au soleil augmente le risque de cancer de la peau. Dans le même temps, les écrans solaires empêchent la production de vitamine D dans la peau. Tout cela laisse un peu perplexe, et qui peut en être sûr ? Il ne semble pas y avoir de solution définitive. Par conséquent, il est recommandé de mener une enquête personnelle et de discuter avec son médecin.

ALIMENTS À ESSAYER

Ce sont des aliments que j'essaie d'inclure dans mon régime alimentaire habituel, mais consultez toujours votre médecin ou un diététicien professionnel pour vous assurer qu'ils sont adaptés à votre cas et à vos besoins nutritionnels particuliers. Par exemple, il y a un débat sur la consommation de soja si vous avez des antécédents de cancer du sein ou d'autres cancers liés aux hormones, le débat sur les avantages et les dangers de la consommation de vin rouge, et le débat sur l'impact de certaines graisses (oméga-3) sur des tumeurs malignes spécifiques.

Ainsi, en plus de consulter votre médecin, je vous recommande de faire des recherches supplémentaires sur votre alimentation quotidienne. Ce sont des aliments dont les études scientifiques ont prouvé qu'ils aident à lutter contre le cancer, et je m'efforce de les consommer régulièrement.

Les baies sont riches en antioxydants et constituent une bonne source de nombreux composés qui semblent contribuer à la prévention du cancer.

Les **agrumes** contiennent des limonoïdes, qui sont des substances chimiques présentes dans les pelures. Dans des conditions de laboratoire, des études préliminaires ont montré que les limonoïdes pouvaient prévenir et arrêter le cancer.

La molécule Indole-3-Carbinol, ou I3C en abrégé, se trouve dans les légumes crucifères tels que le chou, le brocoli, le chou frisé, la bette à carde, le chou-fleur, le chou de Bruxelles et le chou vert. Selon les recherches, l'I3C favorise un processus connu sous le nom d'apoptose, qui comprend l'élimination des cellules endommagées de votre corps. Les chercheurs ont également montré que l'I3C contribue à la prévention de la croissance des cellules cancéreuses.

Le chocolat noir contient beaucoup d'antioxydants. Il doit s'agir de chocolat noir, et non de chocolat au lait, et contenir au moins 70 % de cacao. Si l'emballage indique qu'il s'agit de chocolat noir mais ne précise pas la teneur en cacao, il est fort probable qu'il ne contienne pas au moins 70 % de cacao. Avant d'être trop enthousiaste à l'idée d'en consommer, gardez à l'esprit que la modération est la clé. Si le chocolat noir est bénéfique pour la santé, il est également riche en graisses et en calories. Il n'est pas conseillé d'en consommer plus de 1½ once par jour.

D'après les recherches, l'**ail** protège contre le cancer de l'estomac et réduit le risque de contracter un cancer du côlon. Toutefois, lorsque l'ail est haché puis cuit rapidement, il perd ses effets anticancéreux potentiels. Par conséquent, commencez toujours par préparer l'ail. Ensuite, laissez reposer l'ail tranché pendant au moins dix minutes avant de le cuisiner s'il est destiné à être écrasé, haché ou émincé dans un plat. Selon des études, le fait de laisser reposer l'ail, même pendant une courte période, lui permet de conserver la majeure partie de son contenu nutritionnel.

Le thé vert et le thé blanc contiennent deux composés : l'épigallocatéchine gallate (EGCG) et l'épigallocatéchine gallate (EGCC) (EGC). Il a été prouvé en laboratoire que ces composés aident à prévenir le cancer.

Les **herbes et les épices** sont souvent riches en antioxydants. Par exemple, une cuillère à soupe d'origan contient la même quantité d'antioxydants qu'une pomme de taille moyenne. En outre, des recherches récentes ont montré que l'origan contient beaucoup plus d'antioxydants que l'ail, qui est reconnu depuis longtemps pour ses qualités antioxydantes.

- Les herbes fraîches les plus riches en antioxydants sont l'origan, la sauge, la menthe poivrée, le thym, la mélisse et la marjolaine.

- Les clous de girofle, le quatre-épices, la cannelle, le romarin, le thym, la marjolaine, le safran, l'origan, l'estragon et le basilic sont les herbes séchées ayant la plus forte activité antioxydante.

Les acides gras **oméga-3** sont classés parmi les AGE (acides gras essentiels). Les AGE sont essentiels à la santé humaine mais ne peuvent être produits par l'organisme. Par conséquent, ils doivent être acquis par le biais de l'alimentation. Le poisson et certaines huiles végétales contiennent des acides gras oméga-3. On peut trouver des oméga-3 dans les noix, le saumon, le soja, le flétan, les crevettes, le tofu, les courges d'hiver, le vivaneau, les pétoncles et les suppléments. Comme moi, si vous prenez des suppléments, assurez-vous qu'ils sont conformes au Programme international de normalisation des huiles de poisson.

Les **oignons** sont riches en antioxydants, et plus l'oignon est fort, plus il contient d'antioxydants. La plupart des flavonoïdes se trouvent dans les échalotes et le Western Yellow (un antioxydant présent dans les oignons). En outre, des recherches ont révélé que les échalotes, les oignons Northern Red, Western Yellow et New York Bold sont les plus à même de prévenir le développement du cancer.

Le vin rouge présente une forte concentration de substances phytochimiques physiologiquement actives, notamment des anthocyanes.

Les polyphénols sont des substances chimiques qui auraient des effets anticancéreux. Toutefois, la modération est essentielle. Je ne bois plus un verre de vin de 3 à 4 onces avec mon souper. Selon les recherches, la consommation excessive d'alcool est liée à une variété de cancers. Néanmoins, la consommation de vin rouge avec modération présente des avantages substantiels pour la santé.

Les repas de **soja** sont riches en composés phytochimiques, et il a été démontré qu'un type de composés phytochimiques, les isoflavones, aide à combattre le cancer de plusieurs façons. Les isoflavones ne se trouvent que dans les graines de soja et les produits à base de soja, notamment le tofu, le lait de soja, le tempeh et les protéines de soja texturées.

Le curcuma est une épice largement utilisée en Inde. Selon les recherches, il possède des caractéristiques anticancéreuses et la possibilité de prévenir le développement du cancer et des métastases. Si je ne cuisine pas avec cette épice un jour donné, je la mets dans un gel cap et la prends comme complément.

En général, les fruits et les légumes sont tous sains et doivent être inclus dans votre régime alimentaire. Bien qu'il ait été prouvé que les produits de la liste ci-dessus aident à prévenir le cancer, tous les légumes sont bons pour la santé et doivent faire partie de votre alimentation. Mélangez-les et savourez-les ! N'oubliez pas que les substances phytochimiques sont des substances que l'on trouve exclusivement dans les plantes, et que les recherches indiquent que plus vous consommez de substances phytochimiques, plus votre risque de cancer est faible.

ALIMENTS À ÉVITER

Les recherches ont montré que la **viande rouge** (bœuf, agneau et porc) est à l'origine de cancers du côlon, de la prostate, du sein et de lymphomes. En outre, la viande qui a été grillée, noircie ou trop cuite à haute température est susceptible de contenir des agents cancérigènes (agents qui causent le cancer).

La viande transformée : Selon le deuxième rapport d'experts de l'American Institute for Cancer Research et du World Cancer Research Fund, la viande transformée est susceptible de provoquer de nombreux types de cancer du côlon. Des substances cancérigènes sont produites lorsque la viande est conservée par fumage, salaison, salage et ajout de conservateurs chimiques. Les hot dogs, le jambon, le bacon, le salami, les saucisses et la charcuterie sont des viandes transformées.

Le sucre : Certains individus pensent que le sucre nourrit le cancer. Ce n'est pas le cas. Une consommation excessive de sucre non nutritif et de glucides simples et raffinés peut augmenter l'IGF (insulin-like growth), ce qui stimule l'expansion des cellules. L'IGF est un composant naturel et essentiel du corps humain. Cependant, une trop grande quantité d'IGF est nocive.

Tout d'abord, limitez votre consommation de sucre : pas de boissons gazeuses, pas de pâtisseries et pas de malbouffe. Essayez d'éviter à tout prix les repas transformés. Les sucres raffinés sont à éviter. Évitez les glucides simples qui se transforment rapidement en sucre dans votre organisme, comme le pain blanc, les biscuits, les bonbons et les confitures. Ensuite, mangez des glucides plus complexes, comme les céréales complètes, les fruits, les légumes, les haricots et les légumineuses.

Les graisses peuvent être un sujet un peu délicat. Un régime riche en graisses saturées a été associé au développement de nombreuses maladies, dont le cancer. En revanche, il a été prouvé qu'un régime riche en graisses insaturées et pauvre en graisses saturées protège contre diverses maladies, dont le cancer. C'est une autre façon de dire : mangez des légumes plutôt que de la viande !

Les graisses sont nécessaires à notre organisme, et les oméga-3 sont mentionnés dans la section "Aliments à déguster". Cependant, un régime pauvre en graisses est associé à la prévention du cancer. Par conséquent, essayez de limiter votre consommation de graisses à 20 % maximum de l'ensemble de votre alimentation quotidienne.

Les produits laitiers (autres qu'écrémés ou non gras), la margarine, le saindoux, les graisses animales (à l'exception du poisson) et les huiles végétales sont toutes des graisses à éviter (à l'exception des huiles d'olive et de canola). Cela signifie qu'il faut éviter la plupart des produits de boulangerie et des collations, à moins qu'ils ne soient préparés de façon saine.

Les oméga-6 sont également classés parmi les AGE (acides gras essentiels). Leur consommation nécessite toutefois un équilibre délicat, car certains oméga-6 sont nocifs s'ils sont consommés en excès. C'est notamment le cas de l'acide linoléique, présent dans de nombreuses huiles végétales. Parce que nous consommons beaucoup de malbouffe aux États-Unis, notre alimentation est trop riche en graisses oméga-6. Un régime équilibré comprenant divers aliments riches en acides gras oméga-3 et oméga-6 est essentiel pour une santé optimale. Toutefois, le rapport entre les oméga-6 et les oméga-3 doit être proche de 3:1. Aux États-Unis, ce rapport peut atteindre 50:1 ! Faut-il s'étonner que nous soyons en proie à une épidémie de cancer ? Évitez les oméga-6 pro-inflammatoires, raffinés et hydrogénés que l'on trouve dans les huiles de maïs, de soja, de tournesol et de carthame, ainsi que dans la margarine. Vous pouvez obtenir des oméga-6 à partir de l'huile d'olive, des amandes, des graines de soja et des noix, mais n'oubliez pas que l'équilibre est la clé lorsqu'il s'agit d'oméga-6.

Le sel : Selon le deuxième rapport d'experts de l'American Institute for Cancer Research et du Fonds mondial de recherche sur le cancer, il a été démontré que le sel provoque le cancer de l'estomac et du foie, en particulier par la consommation d'aliments conservés dans du sel, salés ou salés. Leur conseil est de consommer moins de 2 grammes de sel par jour, toutes sources confondues. Lisez les étiquettes des aliments et limitez votre consommation de sel à un maximum de 2 000 milligrammes (2 grammes) par jour. Cela équivaut à un peu moins d'une cuillère à café de sel. En outre, les personnes âgées de 51 ans ou plus, les Afro-Américains et les personnes souffrant d'hypertension, de diabète ou d'insuffisance rénale chronique ne doivent pas consommer plus de 1 500 mg par jour, selon l'USDA.

Je pense que la chirurgie et la chimiothérapie ont guéri mon cancer, mais la modification de mon alimentation l'a empêché de revenir.

BREAKFAST

Toast français à la farce

Vous remarquerez que cette partie est très courte. C'est parce que, comme la plupart des gens, je prenais le même petit-déjeuner tous les jours. Je mange généralement un bol de céréales complètes avec une banane, des baies et du lait de soja. Je fais cela pour deux raisons : le temps limité pour me préparer à aller travailler les matins de semaine, et les céréales complètes et les fruits sont des options plus saines. Le week-end, lorsque j'ai plus de temps, j'aime varier et m'amuser avec mes petits-déjeuners. Mais, là encore, je ne le fais qu'avec modération.

Le problème avec la plupart des petits déjeuners traditionnels est qu'ils sont riches en graisses malsaines, en viandes transformées et en sucreries. Mais on peut quand même avoir de délicieux petits-déjeuners, ne vous inquiétez pas ! Les plats de cette section sont des adaptations plus saines d'anciens plats préférés.

Muffins anglais florentins aux blancs d'œufs

Cela peut combler votre envie d'œufs Bénédicte sans mettre votre santé en péril. Au contraire, ces sandwichs ouverts farcis d'épinards sont un agréable plaisir du dimanche matin !

- 2 muffins anglais (blé entier)
- 1/4 tasse de fromage râpé (mozzarella partiellement écrémée, végét végétal ou soja)
- 2 cuillères à soupe d'huile de canola
- 4 cups loosely packed, chopped fresh spinach
- 8 grands blancs d'oeufs
- 1 c. à soupe de p piment ha ha ha ha ha

- 1 cuillère à café de fécule de maïs
- 34 cup fat-free milk
- 1 cuillère à café de jus de citron frais
- 1 cuillère à soupe de fruits frais hachés
- persil plat
- assaisonné de sel et de poivre
- Vaporiser de l'huile de canola

Préchauffez le four à 250°F. Faites griller doucement les muffins après les avoir fendus. Déposer les morceaux sur une plaque à biscuits, côte à côte. Répartir uniformément le fromage sur les muffins et les mettre au four pour le faire fondre.

Faire sauter les épinards dans 1 cuillère à soupe d'huile de canola dans une poêle moyenne à feu moyen-élevé jusqu'à ce qu'ils se fanent. Mettre de côté et assaisonner de sel et de poivre au goût.

Placez une autre poêle moyenne sur feu doux et enduisez-la d'huile de canola en spray. Incorporer les blancs d'oeufs. Parsemer les œufs de piment haché. Couvrir la poêle avec un couvercle jusqu'à ce que les œufs soient cuits (pour permettre aux œufs de devenir mousseux). Retirer le couvercle, éteindre le feu et mettre de côté.

Servir les muffins avec les épinards sautés sur le dessus. Sur les épinards, placer les œufs. Remettre la plaque à biscuits au four pour qu'elle reste chaude.

Fouetter ensemble la fécule de maïs et 1 cuillère à soupe d'huile de canola dans une petite casserole jusqu'à ce que la fécule de maïs se dissolve. Faites chauffer une poêle à feu vif. Ajoutez le lait doucement, en fouettant continuellement jusqu'à ce que le liquide commence à bouillir et à s'épaissir. Réduisez le feu à faible intensité et poursuivez la cuisson pendant 1 minute, en fouettant continuellement. Retirez la poêle du feu. Incorporez le jus de citron et le persil - assaisonnez de sel et de poivre selon votre goût.

Retirer les muffins du four et les disposer sur des assiettes de service. Répartir uniformément la sauce blanche sur les muffins. En accompagnement, servir des fruits frais de saison.

Si la sauce blanche devient trop épaisse, ajoutez un peu plus de lait en fouettant. Si elle n'est pas servie immédiatement, la sauce va s'épaissir.

Pour 4 personnes

Œufs à la florentine

Ce plat répond à mon envie de manger un œuf entier à l'occasion. Il a un goût riche et délicieux tout en étant pauvre en graisses. Auparavant, j'aurais pris deux œufs pour la matinée. Maintenant, je me contente d'un seul... et seulement en de rares occasions.

- 2 cuillères à soupe d'huile de canola
- 2 tbsp. coarsely chopped onion
- 4 cups loosely packed, chopped fresh spinach
- 2 c. à soupe de fromage râpé (mozzarella partiellement écrémée, végétal ou soja)
- 1 cuillère à café de fécule de maïs
- 34 cup fat-free milk
- 1 cuillère à café d'eau râpée à faible teneur en matières grasses
- Le fromage parmesan
- 1 cuillère à soupe de fruits frais hachés
- persil plat

- assaisonné de sel et de poivre

- Vaporiser de l'huile de canola

- deux œufs

- assaisonné de sel et de poivre

1. Préchauffer le four à 250°F. Dans une poêle de taille moyenne, faire sauter les oignons dans 1 cuillère à soupe d'huile de canola à feu moyen-élevé. Faire cuire en remuant de temps en temps jusqu'à ce que les oignons soient tendres. Ajouter les épinards et laisser mijoter jusqu'à ce qu'ils se fanent - saler et poivrer au goût. Répartir le mélange d'épinards de façon égale dans deux plats à gratin allant au four (ou dans deux assiettes allant au four). Placez chaque mélange d'épinards dans un four préchauffé et garnissez-le d'une cuillère à soupe de fromage râpé.

2. Fouetter ensemble la fécule de maïs et 1 cuillère à soupe d'huile de canola dans une petite casserole jusqu'à ce que la fécule de maïs se dissolve. Faites chauffer une poêle à feu vif. Ajoutez le lait doucement, en fouettant continuellement jusqu'à ce que le liquide commence à bouillir et à s'épaissir. Réduisez le feu à faible intensité et poursuivez la cuisson pendant 1 minute, en fouettant continuellement. Retirez la poêle du feu. Incorporez le parmesan et le persil. Assaisonnez de sel et de poivre selon votre goût. Mettez de côté.

3. Ils utilisent un spray d'huile de canola, pour recouvrir une poêle antiadhésive. Placez la poêle sur un feu très doux et cassez-y 2 œufs, en prenant soin de ne pas casser les jaunes. Faites cuire à couvert jusqu'à ce que les œufs soient cuits, mais que les jaunes soient encore tendres. Retirez le couvercle des œufs et éteignez le feu de la poêle.

4. Retirez les épinards du four avec précaution. Sur chaque plat, placer 1 œuf sur les épinards. Répartir uniformément la sauce sur chaque œuf. Servir immédiatement.

Pour 2 personnes

Burrito pour le petit-déjeuner

Ce burrito est simple et rapide à réaliser, et il peut même être mangé en déplacement si vous omettez la sauce à la fin.

- 1 oignon moyen en dés
- ½ po vert moyen en dés
- 1 ½ po poiv rouge moyen en dés
- 1 tomate en dés
- 2 œufs entiers + 8 blancs d'œufs (battus en neige)
- 4 tortillas de farine de blé entier, 10 po.
- 4 oz de fromage râpé (mozzarella partiellement écrémée, végétal ou soja)
- assaisonné de sel et de poivre
- ¼ cuillère à café de piment fort grossièrement haché (facultatif)
- Vaporiser de l'huile de canola
- ½ tasse de salsa
- 1 avocat é é pelé et en tranches
- ½ cup nonfat plain yoghurt

Préchauffer le four à 300°F. Vaporiser généreusement d'huile de canola une poêle moyenne. Faire sauter l'oignon, les poivrons et la tomate dans la poêle vaporisée jusqu'à ce que les oignons soient transparents et les poivrons tendres (environ 5 minutes). Faire cuire jusqu'à ce que les œufs soient cuits. Si vous le souhaitez, assaisonnez avec du piment rouge épicé. Assaisonnez avec du sel et du poivre au goût. Réchauffer les tortillas au micro-ondes ou sur la cuisinière. Remplir une tortilla chauffée avec le mélange d'oeufs et le fromage. Former un burrito en enroulant la tortilla. Pour faire fondre le fromage, placer les burritos dans un four préchauffé pendant 3 minutes. Retirer du four et servir avec la salsa et l'avocat sur le dessus. Sur le côté, servir du yaourt sans matière grasse.

Pour 4 personnes

Omelette Veggie Blanc d'œuf

Le fait de couvrir l'omelette emprisonne la vapeur et la garde moelleuse. Le jaune d'œuf ne vous manquera pas du tout !

- 1 petit o o oignon, ha ha ha ha ha ha
- ½ poivron rouge, grossièrement haché
- 1 tasse de champignons émincés
- 1 tomate moyenne, grossièrement hachée
- ½ poivre vert finement haché
- 5 blancs d'œuf + 1 œuf entier
- 2 cuillères à soupe de pers pers pers persil plat haché
- 1 c. à soupe de parmesan râpé (faible en gras)
- assaisonné de sel et de poivre
- Vaporiser de l'huile de canola
- ¼ tasse de salsa (facultatif)

1. Chauffer une poêle moyenne à feu moyen, vaporisée d'huile de canola en aérosol. Faire cuire jusqu'à ce que les oignons,

les poivrons et les champignons soient tendres (environ 5 minutes). Assaisonner de sel et de poivre au goût. Faire cuire pendant encore 2 minutes avant de retirer du feu. Fouetter les blancs d'œufs et l'œuf jusqu'à ce qu'ils soient mousseux dans un bol moyen, puis les verser dans une poêle moyenne recouverte d'un spray d'huile de canola. Faites chauffer la poêle à feu doux. Couvrir avec un couvercle hermétique. Lorsque les œufs ont commencé à cuire mais sont encore mous, ajouter les légumes cuits et saupoudrer de persil et de parmesan.

2. Remettez le couvercle et laissez mijoter jusqu'à ce que les œufs soient cuits. Pliez l'omelette à l'aide d'une spatule. Si vous préférez, coupez-la en deux et servez-la avec de la salsa.

Pour 2 personnes

Pizza pour le petit-déjeuner

C'est un excellent petit-déjeuner ou dîner, d'ailleurs !

- Un rouleau de ½ pouce
- Pâte à pizza à base de blé complet
- Saupoudrer de farine de maïs
- 1 cuillère à soupe d'huile de canola
- ½ medium chopped red onion
- ½ cup sliced fresh mushrooms
- 2 tasses d'épinards frais hachés
- 1 pomme de terre précuite cuite au four, coupée en morceaux de 12 pouces

- 6 blancs d'oeufs
- 2 cuillères à soupe finement hachées
- persil plat
- un quart de tasse de fromage râpé (mozzarella partiellement écrémée, végétal ou soja)
- Vaporiser de l'huile de canola
- Assaisonné de sel et de poivre
- ½ tasse de salsa (facultatif)
- Flocons de piment fort (facultatif)

1. Préchauffez le four à 400°F. Saupoudrer de la farine de maïs sur une plaque à pizza. Étalez la pâte à pizza et placez-la sur la palette. Si vous n'avez pas de palette à pizza, placez la pâte à pizza sur une grille de refroidissement au moins aussi grande que la pâte aplatie.

2. Faites glisser la pâte directement sur la grille du four, au milieu du four, à l'aide de la palette. Si vous utilisez une grille de refroidissement, mettez-la au milieu du four. Faites cuire pendant 3 minutes ou jusqu'à ce que la pâte soit un peu ferme. Une fois que les garnitures sont sur la pizza, vous pouvez simplement la retirer de la palette ou de la grille de refroidissement. Retirez la pâte du four lorsqu'elle est un peu dure. N'éteignez pas le four.

3. Dans une poêle moyenne, faire caraméliser l'oignon dans l'huile de canola (environ 20 minutes, les oignons doivent être tendres et légèrement bruns). Mélanger les champignons, les épinards et les pommes de terre dans un bol. Faites cuire jusqu'à ce que les épinards soient flétris et que les pommes de terre prennent un peu de couleur. Continuer à cuire, en remuant constamment, jusqu'à ce que les blancs d'œufs soient brouillés. Assaisonnez avec du sel et

du poivre selon votre goût.

4. Étendre le mélange d'œufs uniformément sur la pâte à pizza, en laissant une bordure de 1/2 pouce de chaque côté. Garnir de persil haché et de fromage si désiré. Remettre au four et cuire pendant 7 à 10 minutes, ou jusqu'à ce que la croûte soit croustillante et que le fromage soit fondu. Retirer du four, trancher et servir ! Si désiré, garnir de salsa et de flocons de piment fort.

Pour 2 personnes

Crêpes à la farine de maïs

Pour le petit-déjeuner, je prends presque toujours des céréales avec des baies et du lait de soja. Le week-end, j'aime parfois me faire plaisir avec des crêpes. Voici une alternative plus saine que je peux apprécier sans me sentir coupable.

- 1 tasse de farine de maïs (jaune)//
- ½ TASSE DE FARINE DE BLÉ ENTIER
- ½ cup quick oats
- 1 tbsp. raw brown sugar
- 1 cuillère à soupe de levure chimique
- 1 cuillère à café de sel de mer
- 2 blancs d'oeufs
- 1 cup nonfat plain yoghurt
- ½ cup fat-free milk
- Vaporiser de l'huile de canola

1. Préchauffez un gril ou une grande poêle à feu moyen. Lorsque quelques gouttelettes d'eau dansent sur le gril ou la poêle, c'est prêt.

2. Mélangez bien les ingrédients secs. Incorporer les blancs d'oeufs, le yaourt et le lait jusqu'à ce qu'ils soient bien mélangés. Ajoutez juste la quantité de lait nécessaire pour obtenir la pâte que vous souhaitez. Une pâte plus fine donne des crêpes plus fines, tandis qu'une pâte plus épaisse donne des crêpes plus épaisses.

Pour 4 personnes

Vaporiser de l'huile de canola sur un gril ou une poêle chaude. Déposer 2 cuillères à café de pâte dans la poêle pour chaque crêpe, en travaillant par lots. Faire cuire jusqu'à ce que les crêpes soient dorées des deux côtés, environ 2 minutes de chaque côté. Comme il n'y a pas d'huile dans ces crêpes, vous devrez vaporiser à nouveau le gril avec de l'huile de canola après chaque lot. Servir avec une compote de fruits frais.

Pour 4 personnes

Compote de fruits frais

C'est un excellent substitut sain au sirop pour les crêpes ou le pain perdu. Il est riche en antioxydants, chaleureux, accueillant et délicieux !

- 1 cup blueberries, fresh
- 1 tasse de tranches de fra fra fra fra fra fra fra fra fra fra
- 1 banane coupée en tranches
- 1 pêche en dés
- 1 cuillère à café de cannelle moulue

- ½ jus de citron

- Vaporiser de l'huile de canola

1. Vaporiser une poêle moyenne d'huile de canola en aérosol et ajouter tous les ingrédients. Faire cuire à feu doux jusqu'à ce que la sauce épaississe et que tous les ingrédients se soient mélangés. Servir avec des crêpes à la farine de maïs, des gâteaux d'avoine ou du pain perdu farci.

Pour 4 personnes

Omelette verte

Cette omelette contient tellement de brocoli et d'épinards anticancéreux que j'aurais dû l'appeler l'omelette antioxydante ! Non seulement elle est très jolie lorsqu'elle est garnie de salsa, mais elle est aussi délicieuse.

- 1 tbsp de l'huile de canola

- 1 tasse de brocoli, finement haché

- 1 handful chopped scallions

- 2 œufs entiers + 5 blancs d'œufs

- ¼ cup fat-free milk

- 1 tasse d'épinards hachés

- ¼ de tasse de pers pers pers perse plat ha ha ha ha ha ha ha ha ha ha

- Vaporiser de l'huile de canola

- ½ tasse de salsa pour servir de garniture (facultatif)

Laissez chauffer l'huile de canola dans une petite poêle à feu moyen.

Dans la poêle, faites sauter le brocoli et les échalotes pendant 4 à 5 minutes, ou jusqu'à ce que les échalotes commencent à devenir translucides. Ensuite, retirez la poêle du feu.

Mélanger les blancs d'œufs, les œufs et le lait dans un bol. Chauffez une poêle moyenne à feu doux, vaporisée d'huile de canola en aérosol. Verser les œufs. Superposer les légumes d'un côté de la poêle après environ 1 minute, lorsque les œufs commencent à cuire. Continuer à cuire à feu doux avec un couvercle hermétique. Cela permet aux œufs de gonfler. Lorsque

Lorsque l'omelette est complètement cuite, retournez le côté sans la garniture sur le côté avec la garniture. Retirez la poêle du feu. Servez avec de la salsa ou des tomates en tranches sur le côté.

Pour 2 personnes

Œufs brouillés aux épices indiennes

Voici une version différente de la classique brouillade d'œufs. Le curcuma, qui fait actuellement l'objet de plusieurs études, serait, selon certains chercheurs, capable de prévenir et de retarder le développement de divers cancers.

- 1 moyen non pelé non pelé non pelé non pelé non pelé non pelé non pelé
- 1 medium coarsely diced onion
- 1 tasse d'épinards frais hachés
- 2 tomates moyennes en dés
- 6 blancs d'oeufs
- ½ cuillère à café de poudre de curry
- ½ cuillère à café de curcuma
- ¾ de cuillère à café de cumin

- 1 cuillère à soupe de coriandre hachée
- Vaporiser de l'huile de canola

Vaporisez une poêle moyenne d'huile de canola en aérosol avant d'ajouter les pommes de terre et les oignons. Faire cuire jusqu'à ce que les pommes de terre soient dorées et que les oignons soient transparents (environ 10 minutes). Incorporer les épinards et les tomates jusqu'à ce que les épinards se fanent. Dans un bol moyen, mélanger les blancs d'œufs, le curry, le curcuma et le cumin. Mélanger le tout dans la poêle. Faire cuire à feu doux jusqu'à ce que les œufs soient complètement cuits. Garnir de coriandre fraîche. Servir chaud.

Pour 2 personnes

Casserole aux pommes de terre rissolées et aux œufs

Je ne mange pas d'œufs très fréquemment, mais il s'agit d'une variante semi-saine d'un original plus gras. Les casseroles d'oeufs sont souvent riches en graisses en raison de l'ajout de fromage et de saucisses. Par conséquent, j'utilise principalement des blancs d'oeufs et du fromage à faible teneur en matières grasses. Ce n'est pas un repas de fin de semaine, mais c'est un plat merveilleux à servir aux invités, car il peut être préparé la veille, enveloppé dans un film plastique et cuit au four le lendemain matin. Avant leur départ, mes visiteurs demandent toujours la recette !

- 2 tbsp huile de canola
- 1 grand o oignon é é é é é é é é
- 1 poivron vert haché
- 1 poivron rouge haché

- 2 tasses de pommes de terre blanches r r r râ rées, non pelées

- 2 cups peeled and shredded sweet potatoes

- ½ egg whites + 4 eggs

- 1 p p p de lait sans matière gr du lait

- ¼ de tasse de pers pers pers perse à feuilles plates, haché

- 1 tasse de fromage râpé (mozzarella partiellement écrémée, végétal ou soja)

- ¼ de tasse de parmesan r r r râpé faible en gras

- Vaporiser de l'huile de canola

- Assaisonné de sel et de poivre

2. Préchauffer le four à 350°F. À l'aide d'une serviette en papier, assécher les pommes de terre râpées.

3. Dans une grande poêle, faites chauffer l'huile de canola et ajoutez l'oignon, le poivron vert et le poivron rouge. Faire cuire jusqu'à ce que les légumes soient tendres. Mettre de côté.

4. Enduire une grande poêle ou un grand poêlon d'huile de canola en aérosol. Mélangez-y les deux sortes de pommes de terre râpées. Pendant que les pommes de terre cuisent, assaisonnez-les de sel et de poivre. Faites cuire pendant 10 minutes à feu moyen, puis retournez les pommes de terre et faites-les cuire pendant 10 autres minutes. Mettez de côté lorsqu'elles sont tendres.

5. Mélangez les œufs entiers, les blancs d'œufs et le lait dans un saladier. Ajoutez le persil et mélangez bien.

6. À l'aide d'un aérosol d'huile de canola, enduire un plat de cuisson de 9 x 13. Couvrir le fond de la poêle de pommes de

terre rissolées. Par-dessus les pommes de terre, étaler l'oignon et les poivrons sautés. Recouvrir les légumes avec le fromage émietté. Versez le mélange d'oeufs sur le dessus de la casserole, en le recouvrant complètement. Saupoudrer de parmesan sur le dessus.

7. Faites cuire pendant 45 minutes dans un four préchauffé, recouvert d'une feuille d'aluminium. Retirez la feuille d'aluminium et continuez à faire mijoter pendant 15 minutes supplémentaires, ou jusqu'à ce que les pommes de terre soient tendres. Servir immédiatement.

Pour 6 à 8 personnes

Crêpes aux flocons d'avoine

Parce qu'elles sont préparées sans les graisses et les sucreries habituelles, ces crêpes sont sans culpabilité. Après en avoir mangé quelques-unes, vous ne voudrez peut-être plus des crêpes habituelles !

- ½ tasse de lait de so so so de ou de lait sans gras
- ½ cuillère à café de vinaigre
- 1 tasse de farine blanche de blé entier
- 1 tasse d'avoine à l'ancienne
- 1 tbsp. raw brown sugar
- 1 cuillère à café de bicarbonate de soude
- ¼ cuillère à café de sel
- 2 big, gently beaten egg whites
- 1 cup nonfat plain yoghurt

- Vaporiser de l'huile de canola

Préchauffez un gril ou une grande poêle à feu moyen-élevé. Lorsque quelques gouttelettes d'eau posées sur la surface dansent, c'est prêt. Versez le vinaigre dans le lait pour créer un substitut de babeurre. Mettre de côté.

Mélangez la farine, les flocons d'avoine, le sucre, le bicarbonate de soude et le sel dans un grand saladier. Dans un petit plat séparé, mélangez les blancs d'œufs, le faux babeurre et le yaourt. Versez les ingrédients humides dans les ingrédients secs et mélangez bien.

Vaporiser l'huile de canola sur la plaque ou la poêle chaude. En travaillant par lots pour éviter que l'huile ne brûle, verser 2 cuillères à café de pâte sur la plaque ou la poêle pour chaque crêpe. Faites-les cuire jusqu'à ce qu'elles soient dorées des deux côtés, environ 2 minutes de chaque côté. Comme il n'y a pas d'huile dans ces crêpes, vous devrez ré-arroser la plaque ou la poêle d'huile de canola après chaque fournée. Servir avec une compote de fruits frais.

Pour 3-4 personnes

Céréales chaudes à base de céréales complètes

Préparez une semaine de petit-déjeuner à l'avance et conservez-les au réfrigérateur pour gagner du temps le matin.

4 tasses d'eau
- ½ tasse de grains de blé entier cra cra cra cra craqués
- ½ tasse d'un rouleau d'écheveaux d'écheveaux
- 1 cuillère à café de cannelle moulue
- ¼ cup raisin

Portez l'eau à ébullition dans une grande casserole. Mélangez l'avoine, le blé et la cannelle dans un bol. Réduisez le feu à un léger frémissement et couvrez. Continuez à faire cuire pendant 20 à 30 minutes, ou jusqu'à ce que l'eau ait été absorbée et que le grain ait atteint la consistance appropriée. Incorporez bien les raisins secs. Retirer du feu et servir immédiatement, ou refroidir et conserver dans un bocal hermétique au réfrigérateur. Avant de servir, réchauffer le plat.

Lors du réchauffage, ajoutez un peu d'eau pour l'éclaircir.

Pour 6 à 8 personnes

Crêpes à la ricotta et aux myrtilles

Il s'agit d'un repas du dimanche matin unique, idéal pour servir des visiteurs. Les myrtilles sont chaudes et juteuses, et les crêpes sont légères et moelleuses. En plus de faire de ces crêpes un délice, des recherches récentes ont montré que les myrtilles contribuent à supprimer les cellules cancéreuses.

- 1 cup soy or nonfat milk
- 1 jus de citron
- ¼ de tasse de farine blanche de blé entier
- ¼ cup quick oats
- 1 cuillère à café de sucre brun, brut
- 1 cuillère à café de levure chimique
- ½ cuillère à café de bicarbonate de soude
- ½ cuillère à café de noix de muscade moulue
- ½ cuillère à café de sel
- ¾ tasse de ricotta sans gras ou partiellement écrémée
- 1 z z z z z z z z z z z z z z z z z z z z z z z z
- ¼ cc orange juice

- 2 egg whites, big
- ½ cuillère à café d'extrait de vanille
- ¾ tasse de myrtilles, fraîches ou congelées (non décongelées).
- Vaporiser de l'huile de canola

Préchauffez le four à 250°F. Préparer du faux babeurre en pressant du citron dans le lait. Mettre de côté.

Préchauffez un gril ou une grande poêle à feu moyen-élevé. Lorsque vous mettez quelques gouttes d'eau sur le gril ou la poêle, l'eau danse.

Dans un grand bol, mélangez les ingrédients secs (farine, flocons d'avoine, sucre, poudre à pâte, bicarbonate de soude, sel et muscade). Ensuite, dans un plat séparé, fouetter ensemble la ricotta, le faux babeurre, le zeste de citron, le jus d'orange, les blancs d'œufs et l'extrait de vanille. Fouettez jusqu'à ce que le mélange soit homogène et mousseux. Ensuite, combinez les ingrédients secs et humides dans un bol de mélange. Les myrtilles devraient être incorporées à ce stade.

Vaporisez la plaque ou la poêle d'huile de canola en aérosol une fois qu'elle est chauffée. Déposez immédiatement 1/4 de tasse de pâte sur la plaque pour chaque crêpe, afin que l'huile ne brûle pas. Faites cuire la crêpe jusqu'à ce que le fond soit doré et que des bulles se forment sur le dessus. Lorsque les bulles apparaissent, retournez les crêpes et faites-les cuire pendant 2 à 3 minutes de plus de l'autre côté. Répétez l'opération avec chaque nouvelle fournée, en vaporisant la poêle d'huile de canola en aérosol jusqu'à ce que toutes les pâtes aient été utilisées.

Pendant que la fournée suivante cuit, placez les crêpes cuites immédiatement sur la grille du four. Ces crêpes sont naturellement humides, et le temps de cuisson supplémentaire au four à température modérée les assèche pour leur donner la consistance idéale. Servez immédiatement avec la compote de fruits frais.

18 crêpes sont produites.

Toast français à la farce

C'est un dessert riche et délicieux qui est très simple à préparer. Il y a des années, à Wichita, dans le Kansas, j'avais l'habitude d'aller dans un petit restaurant qui proposait un sandwich au beurre de cacahuète et à la gelée avec des bananes et des amandes. Voici ma version allégée. Le fruit dans le pain devient chaud et pâteux, et il y a beaucoup de choses saines à l'intérieur. Les myrtilles, les noix, la cannelle et le beurre d'amande sont riches en antioxydants, ce qui peut protéger du cancer.

- 4 tranches de pain à 4 céréales ou de pain de blé entier
- 4 tbsp almond butter
- 2 bananes en tranches fines dans le sens de la longueur
- 4 big strawberries, thinly sliced
- ½ cup blueberries, fresh
- 2 œufs
- 1 cup soy or nonfat milk
- 1 cuillère à café de cannelle moulue
- ½ cuillère à café de sel
- ½ c. à c. d'extrait d'amande
- 1 big orange's zest
- 1 big lemon's zest
- ¼ cup toasted chopped walnuts
- un saupoudrage de sucre en poudre (facultatif)

- Vaporiser de l'huile de canola

Répartissez le beurre d'amande de manière égale sur quatre tranches de pain pour aider à maintenir le pain perdu ensemble. Ensuite, placez les bananes en tranches sur le beurre d'amande sur deux tranches de pain. Ensuite, placez les fraises en tranches sur les tranches de bananes, puis les myrtilles sur les fraises.

Faites deux sandwichs en superposant le pain recouvert de beurre d'amande sur le pain recouvert de fruits. Pressez légèrement les sandwichs pour qu'ils restent ensemble lorsqu'ils seront trempés dans le mélange d'œufs. Coupez le sandwich en diagonale en quatre.

Fouetter ensemble l'œuf, le lait, la cannelle, le sel et l'extrait d'amande dans un plat à mélanger moyen. Enrober complètement les quartiers de sandwichs dans le mélange d'œufs.

Préchauffez un gril ou une poêle à feu moyen-élevé. Vaporisez la poêle ou le poêlon préparé avec un aérosol d'huile de canola lorsque vous êtes prêt à y mettre le pain perdu. Placez les quartiers de sandwichs trempés sur le gril ou la poêle et faites-les frire pendant 3 minutes de chaque côté, en les retournant une fois, jusqu'à ce qu'ils soient dorés des deux côtés.

Lorsqu'ils sont cuits, saupoudrer de zestes et de noix grillées. Si vous le préférez, saupoudrez d'une fine couche de sucre en poudre. Servir avec une compote de fruits frais.

Pour 2-3 personnes

SNACKS ET SMOOTHIES

Smoothie à l'ananas, à la banane et au cacao

Malheureusement, les en-cas sont souvent notre désastre nutritionnel des temps modernes. Nous avons un penchant pour les aliments sucrés, salés et riches en acides gras oméga-6 raffinés et hydrogénés (aliments à éviter). Il est temps de changer cela, de réapprendre à nos palais à apprécier des versions plus saines de nos en-cas préférés entre les repas.

La plupart du temps, je grignote des noix crues, comme des amandes ou des noix, ou du pop-corn fait maison, sans beurre ni huiles nocives. Lorsque je veux quelque chose de différent, j'ai recours à mes nouveaux favoris, comme les smoothies, les fruits congelés et les haricots garbanzoïdes grillés.

Les smoothies sont très simples à préparer. Il suffit de combiner les ingrédients dans un mixeur, d'ajouter de la glace et de mixer jusqu'à ce que le mélange soit lisse et glacé. Malheureusement, de nombreux smoothies, notamment ceux achetés dans les cafés, contiennent des graisses et des sucres cachés. Bien que les enseignes des magasins puissent indiquer qu'ils sont bons pour la santé, ce n'est pas toujours le cas.

Voici quelques-unes de mes recettes de smoothies préférées, bien que les smoothies puissent être un repas polyvalent. Quel que soit le fruit ou la boisson que vous avez dans votre réfrigérateur, vous obtiendrez très probablement une délicieuse collation. Considérez ces recettes comme un point de départ. Commencez par mes suggestions, puis utilisez votre créativité pour créer de la magie liquide !

Smoothie au beurre d'amande

Le beurre d'amande est une véritable mine d'or sur le plan nutritionnel puisqu'il est entièrement composé d'amandes. Les amandes ont une faible teneur en graisses saturées (les mauvaises), une forte teneur en graisses monoinsaturées (les bonnes) et aucune graisse trans (les pires). Ce smoothie a la saveur d'un shake épais et succulent.

- 1 cup nonfat plain yoghurt
- 1 tasse de lait (sans matières grasses, soja ou amandes)
- 1 banane, épluchée, coupée en tranches et congelée
- 2 cuillères à soupe de beurre d'amande
- 1 teaspoon maple syrup
- ½ cuillère à café de cannelle moulue
- 1 cup cubes ice
- Mélangez tous les ingrédients dans un mixeur jusqu'à obtenir une consistance lisse.
- **Pour 2 personnes**

Smoothie aux abricots et aux ananas

Les abricots sont riches en vitamines A et C, ainsi qu'en bêta-carotène. L'abricot est donc un petit fruit avec un énorme punch nutritionnel.

- ½ tasse d'ananas écrasé non sucré en conserve
- 3 pitted fresh apricots or 3 dried apricots
- 2 big strawberries, cut off the tips

- ½ ban ban ban banane é é é é é , en quartiers et cong ères
- 1 cup nonfat plain yoghurt
- 1 cup cubes ice

Mélangez tous les ingrédients dans un mixeur jusqu'à obtenir une consistance lisse.

Pour 2 personnes

Smoothie à la mangue

Les mangues sont riches en substances phytochimiques, en fibres, en vitamines et sont pauvres en graisses. Les mangues contiennent également du bêta-carotène, dont il a été prouvé par des études qu'il contribue à réduire l'incidence de certaines tumeurs malignes. Si vous en buvez une, vous vous sentirez comme si vous étiez en vacances tropicales !

- 1 big orange, peeled and seeded
- 1 peeled, sliced and frozen fresh mango
- 1 banane pelée, coupée en trois et congelée
- 1 cup nonfat plain yoghurt
- 1 tasse de lait sans matières grasses ou de lait de soja ¾ -1 tasse

Pour ce smoothie, vous devez congeler la mangue et la banane à l'avance. Ensuite, au lieu d'utiliser de la glace, les fruits congelés épaissiront le smoothie.

Mixez tous les ingrédients dans un blender jusqu'à obtenir une consistance lisse. Ajouter la quantité de lait nécessaire pour obtenir la consistance désirée.

Pour 2 personnes

Smoothie aux bananes et aux oranges

On parle souvent des bananes comme du "fruit idéal", et elles sont sans aucun doute l'un des plus populaires. Elles contiennent de nombreuses fibres, du potassium et de la vitamine C. Les oranges sont également abondantes en vitamine C, calcium, bêta-carotène et autres minéraux. Il s'agit d'une recette basique de smoothie à la banane, à l'ancienne, qui saura vous satisfaire lors d'une chaude journée d'été. Cependant, il est parfois préférable de garder les choses simples.

- 1 banane, é é pelée et divisée en trois parties
- 1 grande (ou 2 petites) orange pel pel pel pel pel pel pel pel pel pel pel pel pel pel pel pel pel pel pel pel pel et en quartiers
- ¼ cc orange juice
- 1 cup nonfat plain yoghurt
- 1 cup cubes ice

Mélangez tous les ingrédients dans un mixeur jusqu'à obtenir une consistance lisse.

Pour 2 personnes

Smoothie aux baies

Les baies sont souvent considérées comme un super aliment par beaucoup. Selon les recherches, les baies ont l'un des niveaux d'antioxydants les plus élevés de tous les aliments et contiennent des substances phytochimiques qui aident à prévenir le cancer.

- 1 tasse de jus d'orange fraîchement pressé

- 1 cup nonfat plain yoghurt
- 1 tasse de fra fra fra fra fra fra fra fra fra fra fra fra fra fra fra fra fra
- 1 cup blueberries, fresh
- ½ cup ripe raspberries
- 1 cup cubes ice

Mélangez tous les ingrédients dans un mixeur jusqu'à obtenir une consistance lisse.

Pour 2 personnes

Smoothie à l'ananas, à la banane et au cacao

C'est un délicieux smoothie épais qui a le goût d'un milk-shake au chocolat. Il suffit de placer les bananes trop mûres dans le congélateur et de les conserver pour le moment où vous voulez créer ce smoothie. Ensuite, j'ouvre une boîte d'ananas, je la répartis dans deux sacs de congélation en plastique et je les congèle jusqu'à ce qu'ils soient prêts à être utilisés.

- 1 ban banane mûre sur congélation
- ¾ tasse de morceaux d'ananas congelés non sucrés (frais, en conserve ou emballés).
- 1 cup nonfat plain yoghurt
- 1 cup soy or nonfat milk
- 1 c.c. de poudre de cac poudre, non sucrée
- 1 teaspoon maple syrup
- 1 cuillère à café d'extrait de vanille

- 4 cubes de glace

Mélangez tous les ingrédients dans un mixeur jusqu'à obtenir une consistance lisse.

Pour 2 personnes

Smoothie au chou frisé

Le chou frisé peut sembler étrange dans un smoothie, mais il fonctionne vraiment bien lorsqu'il est associé à des fruits congelés. Il a été prouvé que le chou frisé aide à renforcer votre système immunitaire et à réduire vos chances de développer plusieurs tumeurs malignes. De plus, c'est une façon amusante de consommer des légumes crucifères !

- 1 banane pelée, coupée en trois et congelée
- 10 kale leaves, with a big vein through the centre removed
- 1 peeled, diced, and frozen mango
- 1 cup peeled, diced, and frozen pineapple
- 1 cup cubes ice
- 1 tasse de jus d'orange fraîchement pressé
- 1 d'an an an an pur pur pur d'an an an an
- Mélangez tous les ingrédients dans un mixeur jusqu'à obtenir une consistance lisse.

Pour 2 personnes

Haricots Garbanzo, grillés

Les haricots garbanzo (pois chiches) sont riches en fibres et en protéines et des tests ont montré qu'ils pouvaient prévenir certaines tumeurs malignes. En outre, ces petits haricots regorgent de minéraux. Ces haricots sont délicieux en tant qu'en-cas, seuls ou sur une salade fraîche.

- 2 boîtes de conserve (15 oz) de haricots garbanzo (pois chiches)
- 2 cuillères à soupe de cumin
- 2 cuillères à café d'ail granulé
- 1 cuillère à soupe de piment en poudre
- 4 cuillères à café d'huile d'olive
- Vaporiser de l'huile de canola
- Assaisonné de sel et de poivre

Préchauffer le four à 375°F. Les haricots garbanzo doivent être égouttés et bien rincés à l'eau froide. Sécher les haricots avec une serviette en papier jusqu'à ce qu'il ne reste plus d'eau et que les haricots soient complètement secs.

Mélanger les haricots garbanzo avec l'huile d'olive et les épices dans un saladier de taille moyenne. Enduire une plaque à pâtisserie d'un spray à l'huile de canola. Disposez-les sur une plaque à pâtisserie en une seule couche. Faites cuire au four pendant 45 minutes, en remuant périodiquement, jusqu'à ce qu'ils soient légèrement dorés et croustillants.

Si vous le souhaitez, assaisonnez avec du sel et du poivre.

Pour 3-4 personnes

Smoothie aux pêches

En raison de leurs noyaux, les pêches sont connues comme des fruits à noyau. Les fruits à noyau ont une teneur élevée en phénols (produits chimiques organiques), ce qui a encouragé des études de laboratoire contre les cellules cancéreuses du sein.

- 2 pitted, chunked, frozen peaches
- 1 cup nonfat plain yoghurt
- ½ tasse de jus d'orange fraîchement pressée
- ½ tasse de lait de so de ou de lait sans gras
- 1 teaspoon maple syrup
- 1 cup cubes ice

Mélangez tous les ingrédients dans un mixeur jusqu'à obtenir une consistance lisse.

Pour 2 personnes

Le Trail Mix est un en-cas sain.

Il est facile de préparer son propre mélange de fruits secs et le goût est meilleur que celui des produits achetés en magasin. Ici, la modération est de mise. Même si les composants sont nutritifs, les amandes et le chocolat noir sont riches en calories. Le maintien d'un poids sain est essentiel pour la prévention du cancer.

- ½ tasse d'à- l'ée d'av av av av à cuisson rapide
- 1 cuillère à café de cannelle moulue
- Vaporiser de l'huile de canola
- ½ cup uncooked almonds
- ½cup uncooked walnuts

- ½ cup toasted pecans
- ½ tasse de rais rais rais rais rais rais
- ½ tasse d'amandes de graines de tourn tournesol non cuites
- 2 oz. de chocolat noir
- Cacao avec une teneur en cacao de 70 % ou plus, morceaux de ¼ de pouce.

Préchauffer le four à 350°F. Combiner la cannelle et l'avoine rapide dans un petit bol. Pour que la cannelle s'accroche à l'avoine, vaporisez-la d'huile de canola en aérosol. Bien mélanger le tout. Sur une plaque à biscuits, répartir uniformément l'avoine. Sur une autre plaque à biscuits, répartissez également les amandes et les noix. Faites griller les deux plaques à biscuits dans un four préchauffé pendant 10 à 15 minutes. Veillez à ne pas trop chauffer. Sortir la plaque du four. Laissez refroidir pendant 1 minute.

Dans un bol de taille moyenne, mélangez l'avoine, les amandes et les noix. Ensuite, mélangez les noix de pécan, les raisins secs et les graines de tournesol dans un bol. Mélangez bien. Enfin, ajoutez le chocolat et mélangez bien. Comme les noix sont encore chaudes après la cuisson, le chocolat va fondre quelque peu, formant de petits et délicieux amas. Répartissez le mélange uniformément sur l'une des plaques à biscuits et mettez-le au frais jusqu'à ce que le chocolat durcisse. Lorsque le chocolat a durci, on peut le sortir du réfrigérateur.

Il sert 12 personnes.

PAIN

CORNBREAD

Irish Soda Bread (blé entier)

La plupart des pains transformés et produits en masse sont aujourd'hui dépourvus de valeur nutritive et contiennent des produits chimiques et des additifs inutiles. La prochaine fois que vous ferez vos courses, vérifiez l'étiquette de la valeur nutritive d'une miche de pain. Ce pain contient très probablement du sirop de maïs à haute teneur en fructose, d'autres sucreries et une foule de produits chimiques. Tout cela se trouve dans votre pain et va pénétrer dans votre corps. Non, merci !

Si vous choisissez d'acheter du pain au lieu de le cuire, commencez à lire les étiquettes. De nombreux nouveaux pains artisanaux sont préparés avec peu d'ingrédients, notamment des céréales complètes, et sont destinés à être achetés et consommés immédiatement, plutôt que d'être transformés pour rester sur une étagère pendant des jours.

Lorsque le temps le permet, essayez de faire cuire votre pain pour éliminer les ingrédients et les produits chimiques inutiles. Faire du pain est facile et ne demande aucun effort physique. Lorsqu'il s'agit de pâte à levure, il y a un temps d'attente, mais l'effort en soi est minime.

Les pains de cette section sont préparés avec des farines autres que la farine blanche et avec peu ou pas d'huiles végétales ou de beurre. Certains sont des pains pour encas, d'autres des pains pour sandwiches, tandis que d'autres encore sont excellents en accompagnement. N'oubliez pas qu'aucun de ces pains, y compris le pain pour gâteau au café, n'est très sucré. Les sucres figurent dans ma section sur les aliments à éviter. C'est pourquoi je les utilise avec parcimonie ou pas du tout. Comme je l'ai mentionné dans l'introduction, plus vous évitez les aliments sucrés, moins vous en aurez envie.

Il est important de noter que les calories doivent toujours être prises en compte, même si les pains sont fabriqués avec des composants sains. Selon le deuxième rapport d'experts de l'American Institute for Cancer Research et du World Cancer Research Fund, il existe des preuves solides que la graisse corporelle augmente le risque de certaines tumeurs malignes. Ils conseillent aux gens de conserver un poids corporel sain. Il n'est pas nécessaire d'éviter complètement le pain. La modération est essentielle.

Pour mes recettes de pain, j'utilise de la farine blanche de blé complet. Elle est fabriquée à partir de blé blanc de printemps plutôt que de blé rouge. Elle reproduit plus fidèlement la texture de la farine blanche tout usage conventionnelle. Toutefois, contrairement à la farine blanche, le son et le germe n'ont pas été retirés de la farine, ce qui lui permet de rester riche en nutriments. Elle devrait être facile à trouver dans votre épicerie locale ces jours-ci.

Revenons au pain comme étant le bâton de la vie plutôt que le puits de l'existence.

Muffins avec pommes, carottes et raisins secs

Cette recette de muffins ne contient pas de graisses trans. Au contraire, la compote de pommes et le yaourt apportent de l'humidité. Certaines études ont montré que les régimes riches en graisses augmentent le risque de cancer.

- 2 tasses de farine blanche de blé entier
- 1 cup quick oats
- 1 tasse de son (avoine ou blé)
- 1 cuillère à soupe de levure chimique
- 1 cuillère à café de cannelle en poudre
- 1 cuillère à café de noix de muscade moulue

- ½ cuillère à café de clous de girofle moulus
- 1 cuillère à café de sel de mer
- 1 big grated carrot
- 2 pommes é é é é é é pelées et en petits dés
- Une tasse de raisins secs
- ¼ cup applesauce, unsweetened
- 1 cup nonfat plain yoghurt
- 2 blancs d'oeufs
- 1 cuillère à café d'extrait de vanille
- Vaporiser de l'huile de canola

Préchauffer le four à 375°F. Dans un bol, mélanger la farine, les flocons d'avoine, le son, le bicarbonate de soude, les épices et le sel.

Ainsi que le sel Mélanger les carottes, les pommes et les raisins secs dans un bol. Incorporer la compote de pommes, le yaourt, les blancs d'œufs et l'extrait de vanille jusqu'à ce que tout soit bien mélangé.

Vaporiser deux moules à muffins standard ½ tasse d'huile de canola, puis remplir chaque tasse à 34 %. Cuire au four de 20 à 23 minutes, ou jusqu'à ce qu'un couteau inséré au centre en ressorte propre. Laisser refroidir pendant 5 minutes dans le moule sur une grille. Retirer les muffins du four et les mettre de côté pour qu'ils refroidissent légèrement. Servir chaud.

24 muffins sont produits.

Pain à la banane et à la cannelle

La cannelle, la petite épice apparemment bénigne qui se trouve dans votre placard de cuisine, peut aider à contrôler votre glycémie, à réduire votre taux de cholestérol et (selon de nouvelles recherches) à prévenir le développement de cellules cancéreuses de type leucémie et lymphome. Après tout, qui peut résister à l'arôme du pain frais à la cannelle qui cuit le dimanche matin ?

- 2 tasses de farine blanche de blé entier
- 1 tbsp. raw brown sugar
- ¼ cup whole wheat germ
- ½ cuillère à café de sel
- 1 cuillère à café de levure chimique
- ¼ cuillère à café de bicarbonate de soude
- 2 blancs d'oeufs
- ¼ cuillère à café de cannelle
- ½ cup nonfat plain yoghurt
- 1 ban ban banane bien mûe, é pel pelée et écrasée
- Un quart de tasse de lait éc écrémé
- ¼ de tasse d'huile du can de l'huile
- 1/3 de tasse de rais rais rais rais rais rais
- 1/3 cup toasted walnuts
- Vaporiser de l'huile de canola
- Préchauffez le four à 350°F.

Combinez les ingrédients secs (farine, sucre, germe de blé, sel, levure chimique, bicarbonate de soude, cannelle) dans un grand bassin de mélange et mélangez soigneusement.

Mélanger au fouet les ingrédients humides (blancs d'œufs, lait écrémé, huile et yaourt) dans un petit plat. Incorporer la banane en fouettant jusqu'à ce qu'elle soit bien mélangée.

Mélanger les ingrédients secs et humides dans un bol. Incorporer les raisins secs et les noix en les mélangeant bien.

Vaporiser un moule à pain de 9 pouces d'huile de canola. Remplir le moule à mi-chemin de la pâte. Faites cuire pendant 40 à 45 minutes, ou jusqu'à ce que le dessus du pain soit brun et que le pain sonne creux lorsqu'on le frappe. Laissez le pain refroidir complètement avant de le retirer du moule.

Donne un pain

Baguette Ciabatta

- 3 tasses de farine de pain de blé entier
- 1 tasse de farine blanche non blanchie
- 2 tasses d'eau (110-115 degrés F.)
- 1 livre de levure sèche active
- 1 cuillère à café de sel de mer
- 1 1 à 1 de sucre naturel
- Saupoudré de farine
- Vaporiser de l'huile de canola

Laissez la levure se dissoudre dans ½ tasse d'eau chaude pendant 10 minutes.

Après avoir combiné tous les autres ingrédients (y compris 1½ tasse d'eau chaude), ajoutez le mélange de levure. Remuez les ingrédients jusqu'à ce qu'ils forment une pâte lisse mais collante. Formez une boule avec vos mains. Vaporisez une surface propre d'huile de canola en spray et pétrissez la boule de pâte dessus pendant 5 minutes, ou jusqu'à ce que la pâte soit lisse. Si nécessaire, ajoutez une petite quantité de farine pendant le pétrissage.

Vaporisez de l'huile de canola en aérosol dans un saladier de taille moyenne, puis ajoutez la pâte. Couvrir d'une pellicule plastique et mettre de côté pendant 1 heure, ou jusqu'à ce que la pâte ait doublé de volume.

Videz le contenu du bol sur une surface enfarinée et lisse. Diviser la pâte en deux et la façonner en deux pains de 10 pouces. Placez les pains sur une plaque à pâtisserie beurrée.

Il doit y avoir au moins 10 cm entre eux. Laisser lever jusqu'à ce que la pâte ait doublé de volume, puis recouvrir délicatement d'un film plastique (environ 1 heure).

Préchauffez le four à 450°F. Il faut vaporiser de l'eau sur les pains. 20-25 minutes dans le four

Cela donne deux pains.

Gâteau au café aux graines de pavot et aux agrumes

Cet en-cas de milieu de matinée contient du yaourt écrémé, qui apporte de l'humidité au gâteau sans ajouter de graisse. Il n'est pas trop sucré, mais il est rassasiant et ne vous laissera pas affamé une heure plus tard.

- 3 tasses de farine blanche de blé entier
- 1 cup quick oats
- 1 cuillère à café de levure chimique
- 1 cuillère à café de bicarbonate de soude

- ½ cup unrefined brown sugar

- 3 tbsp poppy seeds

- 2 blancs d'oeufs

- 1 cup soy or nonfat milk

- 1 orange, zippée et jugée

- 1 lemon, zipped and juiced

- 1 jus de citron vert

- 1 cup nonfat plain yoghurt

- 1 cuillère à café de sel de mer

- Vaporiser de l'huile de canola

- Préchauffez le four à 375°F.

Dans un grand bol, mélangez la farine, les flocons d'avoine, la poudre à pâte, le bicarbonate de soude, la cassonade et le sel.

Ajouter les graines de pavot (laisser de côté 1 cuillère à soupe de graines de pavot et 1 cuillère à soupe de sucre brun) et bien mélanger. Mélanger les blancs d'œufs, le lait, le citron (zeste et jus), l'orange (zeste et jus), le jus de citron vert et, dans un plat séparé, le yaourt. Mélangez les composants humides et secs.

Vaporisez un moule à gâteau carré de 9 pouces d'huile de canola en aérosol et remplissez-le de pâte à gâteau au café. Saupoudrez le reste des graines de pavot et de la cassonade sur le dessus et faites cuire au four préchauffé pendant 45 à 50 minutes, ou jusqu'à ce qu'un cure-dent inséré au centre en ressorte propre.

Pour 16 à 20 personnes

Pain de maïs

- Une tasse de farine de maïs
- 1 tasse de farine blanche de blé entier
- 1 cuillère à café de levure chimique
- 1 cuillère à café de sel de mer
- ¾ de tasse de lait sans gras
- 2 blancs d'oeufs
- 2 cuillères à café de miel
- ½ CUP YOGURT CHERRY
- 2 cuillères à soupe d'huile canola
- Vaporiser de l'huile de canola

Préchauffer le four à 400°F. Combiner les ingrédients secs dans un grand bassin de mélange. Combiner les ingrédients humides dans un plus petit bassin de mélange. Mélanger les ingrédients humides aux ingrédients secs jusqu'à ce qu'ils soient bien mélangés. Vaporiser un moule carré de 8 po d'huile de canola en aérosol et y verser la pâte à pain. Faites cuire pendant environ 20 minutes, ou jusqu'à ce que le pain soit cuit, dans un four préchauffé.

Donne un pain

Pain à l'ail

J'avais l'habitude de faire du pain à l'ail avec beaucoup de beurre et d'huile, mais ceci est une meilleure version de ce pain. C'est simple et efficace.

- 1 baguette (à grains entiers)

- 1/4 tasse d'huile d'olive extra vierge
- 4 gousses d'ail émincées
- Assaisonné de sel et de poivre

Préchauffez le four à 400°F. Couper le pain dans le sens de la longueur, le long du milieu. À l'aide d'un couteau à segments de 4 pouces, coupez le pain en segments de 4 pouces. Mélanger l'huile d'olive et l'ail. Badigeonner légèrement d'huile d'olive et d'ail. Assaisonner de sel et de poivre au goût. Placer immédiatement sur la grille du four pendant 5 minutes, ou jusqu'à ce que le pain soit un peu croustillant.

Pour 5-6 personnes

Pain de blé entier, nature

Ce pain a une belle croûte croustillante et est idéal pour les sandwichs ou les toasts du matin.

- 1 livre de levure sèche active
- 1 à 2 tasses d'eau (110-115 degrés F.)
- 3/4 de tasse de farine blanche de blé entier
- 1 cuillère à café de sel de mer
- 1 cuillère à café de miel
- ½ tasse de lait sans graisse (110-115 degrés F.)
- 2 cuillères à soupe d'huile de canola
- Saupoudré de farine
- Vaporiser de l'huile de canola

Laissez la levure se dissoudre dans ½ tasse d'eau chaude pendant 10 minutes.

Dans un grand bassin de mélange, ajoutez la farine et le sel ; fouettez pour bien incorporer les ingrédients. Ensuite, incorporez le miel, le lait, le mélange de levure et l'huile jusqu'à ce que tous les ingrédients soient combinés. La pâte sera grumeleuse et irrégulière. Si nécessaire, ajoutez le reste de l'eau (la pâte ne doit pas être collante).

Retournez la pâte sur une surface propre, sèche et farinée et pétrissez-la pendant 5 minutes ou jusqu'à ce qu'elle soit lisse. Couvrir d'un film plastique et placer dans une bassine graissée. Laissez venir à ébullition dans un

Faites-le chauffer dans un endroit chaud pendant environ une heure ou jusqu'à ce qu'il double de volume.

Préchauffez le four à 375°F. Abaisser la pâte et l'étaler de nouveau sur la surface de travail. Roulez la pâte et mettez-la dans un moule à pain de 9 x 5 recouvert d'un spray à l'huile de canola. Laissez-la lever jusqu'à ce qu'elle double à nouveau de volume (environ 1 heure).

Faites cuire pendant 30 minutes dans un four préchauffé. Sortez le pain du four et retirez-le délicatement du moule. Laissez-le refroidir sur une grille.

Donne un pain

Pain plat à l'ail qui n'est pas si plat que ça

Ces minuscules pains sont parfaits pour les sandwichs ou les trempettes et sont servis tièdes et chauds directement sur le gril.

- 1 livre de levure sèche active
- 1 tasse d'eau (110-115 degrés F.)
- 4 tasses de farine de blé entier, blanche

- ½ cup nonfat milk, room temperature
- 2 blancs d'oeufs
- 3 c.c. de sucre brun non raff du sucre du sucre du sucre du sucre du sucre du sucre du sucre
- 1 cuillère à café de sel de mer
- 4 gousses d'ail émincées
- ½ tasse de lait sans graisse (110-115 degrés F.)
- 1/4 tasse d'huile d'olive extra vierge
- Saupoudré de farine
- Vaporiser de l'huile de canola
- Assaisonné de sel et de poivre

Laissez la levure se dissoudre dans un petit plat d'eau pendant 10 minutes.

Dans un grand bol, mélangez la farine, le lait, les blancs d'oeufs, le sucre et le sel. Incorporer le mélange de levure jusqu'à ce qu'une pâte souple se forme. Retirez-la de la bassine et pétrissez-la pendant 5 minutes sur une surface légèrement farinée ou jusqu'à ce qu'elle soit lisse.

Vaporisez un grand bol de mélange avec un spray d'huile de canola et ajoutez la pâte. Laissez la pâte lever jusqu'à ce qu'elle double de volume, puis couvrez-la d'une pellicule plastique.

Poinçonnez la pâte et incorporez-y 3 gousses d'ail. Divisez le mélange en ½ parties égales et façonnez-le en ½ petites boules. Vaporisez une plaque à biscuits d'huile de canola en aérosol et disposez les boules dessus. Couvrir d'une pellicule plastique et mettre de côté pour doubler de volume.

Mélangez l'ail restant avec l'huile d'olive.

Préchauffer le gril ou la poêle à feu moyen.

Roulez chaque boule de pâte en un cercle de 5 pouces avec un rouleau à pâtisserie une fois qu'elle a levé une seconde fois.

Faites cuire pendant 2 à 3 minutes, ou jusqu'à ce que la pâte gonfle, sur le gril ou la plaque de cuisson. Badigeonnez le côté non cuit de la pâte d'huile d'olive à l'ail avant de la retourner. Badigeonnez le côté cuit d'huile d'olive et faites cuire pendant encore 2 ou 3 minutes, ou jusqu'à ce que la pâte soit cuite. Faites cuire le reste de la pâte de la même manière. Servez-les fraîchement sortis du gril pour une meilleure saveur ! Assaisonnez avec du sel et du poivre selon votre goût.

Cette recette donne 12 pains plats.

Pain aux herbes

Comme il s'agit d'un pain à la levure, il demande un peu plus d'efforts et de temps pour le préparer, mais il en vaut bien la peine. Les herbes, séchées ou fraîches, sont riches en antioxydants, ce qui peut surprendre.

- 1 livre de levure sèche active
- ¼ de tasse d'eau (110-115 degrés F.)
- 1 tbsp. raw brown sugar
- ½ tasse de lait écrémé éch échaudé et à température ambiante.
- ½ tasse d'huile d'olive extra v v vierge ou d'huile de can de l'huile de can de l'huile d'olive
- 1 cuillère à café de sel de mer
- 1 blanc d'œuf battu
- 4½ -5 tasse de farine blanche de blé entier

- 1 gousse d'ail, émincée
- ½ cuillère à café de poivre noir
- 1 cuillère à café de sauge moulue
- 1 cu cuillère à café de th thym frais en petits dés
- 1 cuillère à café de romarin frais, haché
- 1 cuillère à soupe finement hachée
- Persil plat
- Saupoudré de farine
- Vaporiser de l'huile de canola

Préchauffer le four à 375°F. Laisser la levure se dissoudre dans l'eau chaude pendant 10 minutes.

Ajoutez le sucre, le lait, l'huile, le sel, le blanc d'œuf et 2 tasses de farine au mélange de levure. Couvrez d'un film plastique après avoir bien mélangé avec une grande cuillère. La pâte sera un peu molle. Laissez lever dans un endroit chaud pendant environ 1 heure ou jusqu'à ce que la pâte fasse des bulles.

Dans la pâte, ajoutez l'ail, le poivre et toutes les herbes. Ajoutez le reste de la farine jusqu'à ce que la pâte soit lisse. En fonction de votre altitude, vous pouvez avoir besoin d'un peu moins ou d'un peu plus de farine. Placez la pâte sur une planche propre, sèche et farinée. Pétrissez pendant environ 10 minutes, ou jusqu'à ce que tous les ingrédients soient réunis en une pâte lisse. Formez une grosse boule. Placez la boule de pâte dans une grande bassine vaporisée d'huile de canola, couvrez-la d'un film plastique et laissez-la lever pendant 1 heure, ou jusqu'à ce qu'elle ait doublé de volume.

Graisser soigneusement un moule à pain de 9 pouces avec de l'huile de canola en aérosol.

Renversez la pâte et mettez-la dans un moule à pain huilé. Laissez-la lever jusqu'à ce qu'elle ait doublé de volume, soit environ 1 heure. Faites cuire dans un four préchauffé pendant 40 minutes ou jusqu'à ce que le pain soit cuit. Retirez le pain du moule (avec précaution, le moule sera chaud) et laissez-le refroidir sur une grille.

Donne un pain

Pain au potiron avec garniture de flocons d'avoine

La citrouille est riche en bêta-carotène, un antioxydant essentiel ; une étude récente suggère que la consommation d'aliments riches en bêta-carotène peut réduire le risque de contracter certains types de cancer. De plus, l'arôme du pain au potiron qui cuit est toujours agréable dans la cuisine.

- ½ tasse de farine blanche de blé entier
- ¼ tasse du sucre brun non raff du du sucre du sucre du sucre du sucre du sucre du sucre du sucre
- ¼ tasse d'av av pour à cuisson rapide
- 2 cuillères à soupe de bicarbonate de soude
- ½ cuillère à café de cannelle moulue
- ½ cuillère à café de noix de muscade moulue
- ½ cuillère à café de clou de girofle moulu
- ½ cuillère à café de sel
- ½ cup fat-free milk
- 1 cuillère à café de jus de citron frais
- 1 tasse de citrouille nature en conserve
- 2 blancs d'oeufs

- ¼ cup applesauce, unsweetened
- ¼ de tasse d'huile du can de l'huile
- ¼ tasse de raison rais rais rais rais rais rais rais rais rais rais rais
- Vaporiser de l'huile de canola
- ½ cup walnuts, chopped

Préchauffer le four à 350°F et enduire un moule à pain de 9 pouces d'huile de canola en aérosol.

Pour créer un faux babeurre, ajoutez du jus de citron au lait.

Dans un petit saladier, mélanger les ingrédients secs.

Mélangez les ingrédients humides dans un grand bassin de mélange jusqu'à ce qu'ils soient bien combinés.

Mélangez les ingrédients secs et humides jusqu'à ce qu'ils soient bien combinés, puis incorporez les noix et les raisins secs.

Versez dans le moule à pain qui a été préparé.

Saupoudrez la garniture à l'avoine sur le dessus du pain et appuyez légèrement dessus. Faites cuire pendant 1 heure dans un four préchauffé ou jusqu'à ce que le pain soit doré.

Cette recette donne 1 pain.

Garniture pour les flocons d'avoine

- 1 cuillère à café d'huile de canola
- 1 cuillère à café de sucre brun, brut
- ¼ tasse d'av à cuisson rapide
- 1 cuillère à café de cannelle moulue

- ½ cuillère à café de clous de girofle moulus

Mélangez tous les ingrédients dans un bol et remuez jusqu'à ce qu'ils soient bien combinés.

Garniture de flocons d'avoine sur du pain aux patates douces

Les patates douces sont riches en glucides complexes, faibles en calories et riches en fibres ; il a été prouvé qu'elles contribuent à prévenir le cancer et les maladies cardiaques, et une portion de quatre onces fournit la moitié de l'apport quotidien recommandé en vitamine C.

- 1 livre de levure sèche active
- ¼ de tasse d'eau (110-115 degrés F.)
- ½ tasse de jus de pomme, non sucré
- ¼ cup cooked and mashed sweet potato
- 2 tasses de farine blanche de blé entier
- ¼ cup chopped walnuts
- 1 cuillère à café de sel de mer
- Vaporiser de l'huile de canola

Préchauffer le four à 350°F. Dissoudre la levure dans l'eau chaude et la mettre de côté pendant 10 minutes.

Dans un grand saladier, combinez tous les ingrédients, y compris le mélange de levure, à l'exception des noix et de ¼ tasse de farine de blé entier (pour le pétrissage). Bien mélanger jusqu'à ce que la pâte se forme. Placez la pâte sur une surface lisse et enfarinée et pétrissez pendant environ 10 minutes, en ajoutant les ¼ tasses de farine restantes au besoin jusqu'à ce que la pâte soit lisse et non collante.

Vaporiser un moule à pain de 9,5 pouces d'huile de canola. Appuyez sur la pâte, retirez-la du bol et façonnez-la en un pain homogène. Couvrir d'une pellicule plastique et faire lever à nouveau dans un endroit chaud pendant environ une heure ou jusqu'à ce que la pâte double.

Saupoudrez la garniture d'avoine et les noix sur la pâte et pressez doucement la garniture sur le dessus de la pâte. Faites cuire le pain pendant 30 à 35 minutes, ou jusqu'à ce qu'il soit bien doré.

Donne un pain

Muffins à la myrtille faits de blé entier

Les myrtilles sont un concentré de nutriments dans un petit emballage coloré ! En outre, les myrtilles contiennent des substances chimiques naturelles qui peuvent contribuer à prévenir le cancer et la perte de fonctions cognitives.

2 tasses de farine blanche de blé entier

- 1 cuillère à café de levure chimique
- ½ cuillère à café de sel
- 2 cu.à c. de sucre brun non raff du sucre
- 1 z z z z z z z z z z z z z z z z z z z z z z z
- 1 jus de citron
- ¼ tasse de lait
- ½ cup nonfat plain yoghurt
- 1 ripe banana, peeled and mashed
- 2 blancs d'oeufs
- ¼ de tasse d'huile du can de l'huile

- 1 cup fresh or frozen blueberries
- Vaporiser de l'huile de canola

Préchauffer le four à 350°F. Combinez les ingrédients secs dans un grand bol à mélanger. Ajoutez le zeste de citron aux ingrédients secs, puis ajoutez le jus de citron au lait pour créer du faux babeurre.

Dans un autre bol, fouetter ensemble les ingrédients humides. Incorporer les ingrédients liquides aux ingrédients secs et bien mélanger. Incorporer délicatement les bleuets. Vaporiser un moule à 12 muffins d'huile de canola en aérosol et faire cuire au four préchauffé de 20 à 25 minutes, ou jusqu'à ce que les muffins soient dorés.

12 muffins sont produits.

Irish Soda Bread (blé entier)

Ce pain délicieux et moelleux se marie bien avec les soupes ou les ragoûts par une froide soirée d'automne ou d'hiver.

- 3 tasses de farine blanche de blé entier
- 1 tasse de farine tout-usage non blanchie
- 1 cuillère à café de sel de mer
- 2 cuillères à café de levure chimique
- 2 cuillères à soupe de crème de tartare
- 1 tbsp. raw brown sugar
- 1½ tasse de lait écrémé
- 1 cuillère à soupe de vinaigre
- 2 cuillères à café d'huile d'olive

- Saupoudré de farine

Préchauffer le four à 375°F. Combiner tous les ingrédients secs dans un bol à mélanger. Faire du faux babeurre en incorporant du vinaigre au lait écrémé. Verser le faux babeurre dans le mélange sec. Ajouter l'huile. Mélanger jusqu'à ce que la pâte soit souple et pliable, en ajoutant du lait au besoin. La pâte doit être humide mais pas collante. Former un cercle plat (environ 2 pouces d'épaisseur) sur une surface légèrement farinée.

Donne un pain

Pain pita (blé entier)

Si vous avez le temps, ces pains sont agréables à préparer. De plus, si vous avez des enfants, quoi de mieux que de faire du pain avec de petites poches ? Il s'agit d'une recette de pain simple et rapide qui ne contient pas de conservateurs ou d'huiles nocives que vous pouvez trouver dans le pain acheté en magasin. Les pitas se congèlent bien, alors préparez-en quelques lots et ayez-en sous la main pour faire des trempettes ou pour un repas rapide !

- 1 tasse plus 2 cuillères à soupe d'eau (110-115 degrés F.)
- 1 livre de levure sèche active
- 1 tbsp. raw brown sugar
- 1 tasse de farine blanche non blanchie
- 2 tasses de farine blanche de blé entier
- ½ cuillère à café de sel
- 1 cuillère à café d'huile d'olive
- Saupoudré de farine
- Vaporiser de l'huile de canola

Laissez la levure et le sucre se dissoudre dans un petit plat d'eau chaude pendant 10 minutes.

Dans un grand bol, mélangez les farines et le sel, puis ajoutez le mélange de levure et l'huile d'olive. Mélangez jusqu'à ce que la farine et le liquide se combinent pour former une pâte humide.

Vaporiser une surface propre et sèche d'huile de canola en aérosol et y déposer la pâte. Pour éviter que la pâte ne colle à vos mains, vaporisez-les d'huile de canola en aérosol. Pétrissez la pâte pendant 5 minutes, ou jusqu'à ce qu'elle soit lisse et non collante au toucher. Si nécessaire, ajoutez un peu plus de farine.

Vaporisez un grand bol à mélanger avec de l'huile de canola en aérosol et ajoutez la pâte. Couvrez et mettez de côté dans un endroit chaud pendant environ 1 heure, ou jusqu'à ce que la pâte ait doublé. Préchauffez le four à 450°F pendant que la pâte lève.

Abaisser la pâte et la diviser en 8 morceaux égaux. Abaisser chaque morceau en cercles de 6 pouces sur une surface enfarinée.

Vaporisez une plaque à pâtisserie avec de l'huile de canola et disposez les rondelles dessus. Préchauffez le four à 350°F et faites cuire pendant 6 minutes, ou jusqu'à ce que la pâte gonfle. Retirez-la du four et enveloppez-la dans une serviette propre et sèche pour la garder humide et tendre. Pour libérer l'air de la poche, appuyez doucement sur la serviette. Lorsqu'ils sont assez froids pour être manipulés, coupez-les en deux et remplissez la poche. Pour les garder humides, placez-les dans un sac de conservation des aliments.

Cette recette donne 8 pitas.

Pain aux courgettes

Les courgettes sont riches en vitamines A et C, qui sont toutes deux de puissants antioxydants. La consommation de courgettes a également été démontrée en laboratoire comme étant utile dans la lutte contre le cancer du poumon. En outre, le pain aux courgettes est un véritable aliment de base pour les Américains ! Cette version au blé complet est réduite en graisses et contient un peu de miel plutôt qu'un gros sucre blanc.

- 2 tasses de farine blanche de blé entier
- ½ tasse de courgettes finement râpées et emballées
- ½ tasse de comp compote de pommes non sucrée ¿ ?
- 2 blancs d'oeufs
- ¼ de tasse d'huile du can de l'huile
- 3 cuillères à soupe de miel
- 1 cuillère à café d'extrait de vanille
- 1 cuillère à café de bicarbonate de soude
- 1 cuillère à café de levure chimique
- ¼ cuillère à café de cannelle
- 1 cuillère à café de noix de muscade moulue
- ½ cuillère à café de clous de girofle moulus
- ½ cuillère à café de sel
- ½ cup walnuts, chopped
- ½ tasse de rais rais rais rais rais rais
- Vaporiser de l'huile de canola
- Préchauffez le four à 350°F.

Mélangez les ingrédients humides dans un grand bassin de mélange.

Dans un grand bol séparé, ajoutez les ingrédients secs.

Mélangez bien les ingrédients secs et humides. Incorporer les noix et les raisins secs.

Versez la pâte dans un moule à pain de 9 x 5 qui a été enduit d'huile de canola.

Faites cuire pendant 1 heure, ou jusqu'à ce que ce soit cuit, dans un four préchauffé.

Retirez le pain du four et placez-le sur une grille pour le laisser refroidir.

Donne un pain

Pain à la cannelle et aux raisins secs

La cannelle est une épice que la plupart d'entre nous gardons dans nos placards, et il a été récemment prouvé lors de tests en laboratoire qu'elle pouvait à la fois prévenir le développement et la propagation du cancer. C'est beaucoup de potentiel pour une seule épice.

- 2 tasses de farine blanche de blé entier
- ¼ tasse du sucre brun non raff du du sucre du sucre du sucre du sucre du sucre du sucre du sucre
- ½ cuillère à café de sel
- 1 cuillère à café de levure chimique
- 1 cuillère à café de cannelle moulue
- ½ cuillère à café de noix de muscade moulue
- 1 cuillère à soupe de vinaigre
- 1 ¼ de lait écrémé
- UN ŒUF
- 2 cuillères à soupe d'huile canola

- ½ tasse de rais rais rais rais rais rais
- ½ cup walnuts, chopped
- Vaporiser de l'huile de canola
- Préchauffez le four à 350°F.

Dans un grand saladier, mélangez au fouet la farine, le sucre, le sel, la levure chimique, la cannelle et la muscade. Pour créer un faux babeurre, ajoutez du vinaigre au lait. Dans un petit saladier, mélangez le lait, l'œuf et l'huile.

Incorporer le mélange liquide aux ingrédients secs jusqu'à ce qu'ils soient bien combinés. Ajoutez les raisins secs et ¼ de tasse de noix et mélangez bien.

Vaporiser un moule à pain de 9 pouces d'huile de canola. Remplissez le moule à pain à moitié avec la pâte. Saupoudrez le dessus de la pâte avec les ¼ de tasse de noix hachées restantes. Pressez légèrement les noix dans la surface de la pâte. Faites cuire au four pendant 35 minutes ou jusqu'à ce que les tests de pain soient faits. Laissez le pain refroidir sur une grille avant de le retirer du moule.

Remarque : pour la garniture, ¼ de tasse de mélange de sentiers santé haché peut être utilisé pour le dernier ¼ de tasse de noix hachées.

Donne un pain

SANDWICHES

Panini aux légumes rôtis

Parfois, tout ce que vous voulez, c'est mettre quelque chose entre deux tranches de pain et le manger. Ce n'est pas que le fait de manger un sandwich soit une mauvaise chose, mais c'est ce que nous avons l'habitude de mettre entre ces deux tranches de pain qui pose problème. Les viandes et les pâtes à tartiner riches en graisses sont les coupables habituels, la viande de déjeuner étant le principal coupable. Selon le deuxième rapport d'experts de l'American Institute for Cancer Research et du Fonds mondial de recherche sur le cancer, les viandes transformées font partie des pires aliments que nous pouvons consommer tout en essayant de prévenir le cancer.

Vous pouvez toujours savourer un sandwich tout en restant en bonne santé ; il suffit de choisir les ingrédients appropriés à placer entre ces deux morceaux de pain complet ! Servez un panini aux légumes rôtis, par exemple, lors de votre prochaine fête et voyez s'il y a des plaintes.

Frites et cheeseburger

Un copain végétarien m'a dit un jour : "L'expérience du burger me manque". Malheureusement, vous ne pourrez pas le faire avec eux ! Les soirées hamburgers sont les préférées chez moi. Bien que les hamburgers soient délicieux, le vrai plaisir des soirées burger, ce sont les excellentes frites qui les accompagnent.

- Burgers aux champignons et au fromage
- 2 petits pains complets
- 2 Burgers végétariens aux champignons
- 2 tranches de fromage (mozzarella partiellement écrémée, végétal ou soja)

- Vaporiser de l'huile de canola

Faites cuire les burgers dans une poêle enduite d'huile de canola selon les instructions de l'emballage, en ajoutant une tranche de fromage à chaque galette pour la dernière minute de cuisson. Servir avec des frites faites à la main et les garnitures de votre choix, comme de l'avocat, des oignons grillés, des légumes verts ou des tomates.

Frites

- 1 grande pomme de terre r r russet é é é é é é é é é é é é é é é é é é
- 1 peeled big sweet potato or yam
- 2 cuillères à café d'huile d'olive
- Assaisonné de sel et de poivre
- Ail en granulés
- Vaporiser de l'huile de canola

Préchauffez le four à 450°F. Faire cuire les pommes de terre au micro-ondes à mi-cuisson, en les perçant avec une fourchette. La durée de cuisson au micro-ondes varie ; les pommes de terre ne doivent pas être complètement cuites, mais seulement ramollies. Le temps de cuisson au four en sera réduit d'autant. Laissez les pommes de terre refroidir une fois qu'elles ont été mises au micro-ondes.

Couper les pommes de terre en morceaux de la taille d'une frite. Verser un filet d'huile d'olive sur les pommes de terre coupées dans un bol. Assaisonner avec du sel, du poivre et de l'ail au goût. Bien mélanger le tout. Déposer les pommes de terre sur une plaque à biscuits enduite d'huile de canola, en les aplatissant. Faites cuire au four pendant 15 à 30 minutes, en retournant les pommes de terre avec une spatule toutes les 5 minutes environ pour éviter qu'elles ne brûlent. Elles sont prêtes à être consommées lorsqu'elles sont brunes et croustillantes !

Pour 2 personnes

Wraps à base de lavash

Voici un sandwich savoureux qui est également sain pour vous ! Les haricots sont un aliment miracle, et des tests ont prouvé que les germes aident à prévenir certaines tumeurs malignes.

- 1 lavash au blé entier (carré de ½ pouce)
- ½ tasse d'hummus
- ½ cup seeded and sliced cucumber
- 1 petit oignon émincé
- 1 tomate moyenne é
- 1 tasse de germes (n'importe quelle sorte fera l'affaire)
- ¼ cup carrots, shredded
- ¼ de tasse de po po po rouge ha ha ha ha
- un quart de cuillère à café de cumin
- ¼ tasse de coriandre fraîche, hachée
- Assaisonné de sel et de poivre

Répartir l'houmous de façon égale sur le lavash. Répartir le reste des ingrédients de manière égale sur le houmous. Rouler le lavash en une longue bûche et le couper en deux. Assaisonner de sel et de poivre au goût. Servir frais.

Pour 2 personnes

Burgers aux champignons portobello

Les champignons portobello marinés sont une alternative savoureuse aux hamburgers. Ils sont savoureux et charnus, pauvres en graisses, riches en fibres et leurs effets anticancéreux ont été démontrés. Il s'agit d'une alternative savoureuse à un classique grillé de l'été.

4 portobello mushroom caps, big

½ tasse de vinaigrette balsamique

¼ tasse d'huile d'huile d'huile d'olive extra v v vierge

1 gousse d'ail émincée

2 cuillères à soupe de basilic frais haché

2 cuillères à soupe de pers pers pers persil plat haché

4 part-skim mozzarella, vegetarian, or soy cheese slices

4 pains à hamburger (blé entier)

Placez tous les ingrédients (à l'exception du fromage et des petits pains) dans un sac de plastique de conservation des aliments de format quart et fermez hermétiquement. Secouez vigoureusement jusqu'à ce qu'ils soient bien combinés. Placez le sac au réfrigérateur pour qu'il marie pendant au moins 4 heures ou jusqu'à ce que les champignons soient dodus.

Placez le contenu du sac sur un gril chaud ou dans une poêle. Faites cuire pendant environ 5 minutes de chaque côté. Pendant les dernières minutes de cuisson, saupoudrez le fromage sur le dessus du champignon. Servez sur un petit pain de blé entier avec de la laitue, des tomates, des cornichons et toutes vos garnitures de hamburger préférées.

Pour 4 personnes

Burgers aux champignons et aux légumes

Ces hamburgers végétariens sont simples à préparer et délicieux. Ils sont beaucoup plus sains que les substituts achetés en magasin, et il n'y a aucun risque de substances cancérigènes lorsqu'ils sont grillés. Faites-en une double fournée et conservez-la au congélateur pour un souper rapide sur le gril.

La viande ne vous manquera jamais si vous êtes inventif avec vos garnitures. N'est-ce pas ce qui rend un hamburger merveilleux en premier lieu ? Alors, au lieu de la laitue, essayez l'avocat, les poivrons doux ou épicés, ou la roquette. Votre créativité n'a de limites que celles de vos options de garniture !

- 2 cuillères à café d'huile d'olive
- 1 pound diced mushrooms
- ½ dés d'o o o o o o o o en dés de taille moyenne
- 2 gousses d'ail émincées
- ½ tasse d'av av av av av av av gr gr gr gr gr gr
- ½ CUP BREAD CRUST (preferably Panko)
- ½ tasse de fromage râpé (mozzarella partiellement écrémée, végétal ou soja)
- 1 EGG
- 1 cuillère à soupe d'oignon séché
- ½ cuillère à café de sel de céleri
- ¼ cuillère à café de paprika
- ¼ cuillère à café de poivre noir concassé
- ¼ cuillère à café de graines de céleri

- ¼ de tasse de pers pers pers perse à feuilles plates, haché

- Vaporiser de l'huile de canola

Faites sauter les oignons, l'ail et les champignons dans l'huile d'olive pendant environ 5 minutes, ou jusqu'à ce que les oignons soient tendres et que les champignons aient perdu toute leur eau. Mettez de côté jusqu'à ce que la surface soit suffisamment froide pour être touchée.

Mélanger tous les autres ingrédients, puis ajouter les oignons, l'ail et les champignons sautés.

Remuez jusqu'à ce que tous les ingrédients soient bien incorporés et que la consistance ressemble à celle du bœuf haché. Formez le mélange en quatre galettes. Faites cuire chaque galette dans une poêle vaporisée d'huile de canola jusqu'à ce que les burgers soient cuits (environ 5 minutes de chaque côté). Lorsque vous retournez les burgers, faites attention car ils sont un peu friables et pas aussi compressés qu'un burger de viande.

Cette recette donne 4 hamburgers.

Panini à l'oignon et au poivre

J'ai toujours aimé les sandwichs au poivre italien, et voici une recette de panini merveilleuse et simple. Rapide et simple, mais délicieuse et nutritive !

- ¼ tasse d'huile d'olive extra vierge

- 1 gros oignon haché

- 1 big seeded and sliced green pepper

- 1 gros poivron rouge é épépiné et tranché

- 1 gousse d'ail émincée

- ½ oz. de baguette de blé entier

- 6 basil leaves, fresh
- 2 tranches de fromage (mozzarella partiellement écrémée, végétal ou soja)
- Vaporiser de l'huile de canola
- Assaisonné de sel et de poivre

C'est fantastique si vous avez un gril à panini. Si vous n'en avez pas, enveloppez une brique moyenne dans du papier aluminium et utilisez-la pour comprimer votre panini.

2 cuillères à soupe d'huile d'olive, chauffées dans une grande poêle à feu moyen Combiner les oignons, le poivron vert, le poivron rouge et l'ail dans un saladier. Faites cuire les légumes jusqu'à ce qu'ils soient tendres. Assaisonner de sel et de poivre au goût. Mettre de côté.

Coupez le pain en deux morceaux de sandwich, puis coupez le haut du pain de façon à ce que le haut et le bas soient plats. Badigeonnez le reste de l'huile d'olive sur le dessus et le dessous du pain, ainsi que sur l'intérieur.

Placez le pain sur un gril chaud pour faire dorer doucement un côté. L'intérieur des sandwichs sera le côté légèrement grillé. Retirez la poêle du feu.

Disposer les légumes sur les côtés grillés des deux tranches de pain. Garnir de basilic, de fromage et de croûte de pain. Placez les sandwichs sur un gril à panini ou une plaque à griller pour les faire cuire.

Si vous utilisez un gril à panini, faites-le chauffer jusqu'à ce que le sandwich soit cuit, en suivant les instructions du gril à panini. Si vous utilisez le gril, placez la brique recouverte de papier d'aluminium sur le dessus du sandwich. Faites cuire pendant 3 minutes, puis retirez la brique. Retournez le sandwich en replaçant la brique recouverte de papier aluminium sur le dessus. Laissez cuire pendant 3 minutes supplémentaires. Servez immédiatement et dégustez !

Pour 2 personnes

Panini aux légumes rôtis

Quelle meilleure façon d'obtenir vos légumes que celle-ci ?

- ¼ tasse de vinaigrette balsamique
- ¼ cup olive oil, plus more olive oil for brushing
- 1 gousse d'ail émincée
- 1 medium eggplant, cut into ¼-inch strips lengthwise
- 1 zucchini, coupé en bandes de ¼ pouce dans le sens de la longueur
- 4 moderately sliced portobello mushrooms
- 1 medium onion, peeled and cut into rings
- 1 baguette (blé entier)
- 1 poivron rouge rôti, épépiné et dépouillé (ou poivrons en pot)
- 4 c. à soupe de tapenade d'olives noires
- 4 part-skim mozzarella, vegetarian, or soy cheese slices
- Vaporiser de l'huile de canola
- Assaisonné de sel et de poivre

C'est fantastique si vous avez un gril à panini. Si vous n'en avez pas, enveloppez une brique moyenne dans du papier aluminium et utilisez-la pour comprimer votre panini.

Dans un bol, mélanger l'huile d'olive, le vinaigre balsamique, l'ail, le sel et le poivre. Dans un sac en plastique, mélanger l'aubergine, la courgette, le champignon et l'oignon avec la marinade d'huile et de vinaigre. Réfrigérer pendant 1 à 3 heures après avoir fermement fermé le sac.

Préchauffez votre gril à panini à feu moyen. Faites griller les légumes marinés jusqu'à ce que des marques de gril apparaissent et que les légumes soient tendres. Mettez-les de côté après les avoir retirés du gril. Si vous n'avez pas de gril à panini, vous pouvez faire griller vos légumes sur un gril extérieur ou sous le gril du four, en les retournant pour qu'ils cuisent des deux côtés. Ensuite, retirez la poêle du feu et mettez-la de côté.

Coupez le pain en quatre morceaux de sandwich, puis coupez le haut du pain de façon à ce que le haut et le bas du pain soient tous deux gras. Badigeonnez le haut et le bas du pain, ainsi que l'intérieur, d'huile d'olive. Placez le pain sur le gril pour griller doucement un côté. L'intérieur des sandwichs sera le côté légèrement grillé. Retirer du gril et mettre de côté.

Déposer les légumes sur les côtés grillés de quatre tranches de pain : Tapenade, fromage, et la croûte du pain sur le dessus. Ensuite, placez les sandwichs sur une grille à panini ou une plaque à pâtisserie chaude.

Si vous utilisez un gril à panini, faites-le chauffer jusqu'à ce que le sandwich soit cuit en suivant les instructions du gril à panini. Si vous utilisez le gril, placez les sandwichs sur la poêle vaporisée d'huile de canola, puis sur la brique recouverte de papier d'aluminium. Faites cuire pendant 3 minutes, puis retirez la brique. Retournez le sandwich, en replaçant la brique recouverte de papier d'aluminium sur le dessus. Faites cuire pendant 3 minutes supplémentaires. Servez immédiatement et dégustez !

Pour 4 personnes

Salade de pain pita

Il s'agit d'un repas rapide et nutritif qui est également polyvalent, ce qui en fait une excellente façon d'utiliser les restes de salade. Il suffit de préparer une salade à votre goût et de la mettre dans un pita ! C'est simple, rapide et nourrissant.

4 pains pita, coupés en deux

- ½ c. à soupe de houmous
- 2 tasses de légumes verts copieux hachés
- ½ petit concombre coupé en tranches
- 1 grosse tomate en dés
- ½ tasse de riz brun, cuit
- 1 grand avocat bien mûr, haché
- ¼ tasse de vinaigrette balsamique
- ¼ tasse d'huile d'olive extra vierge
- 1 livre de fromage râpé (mozzarella partiellement écrémée, végétal ou soja)
- ¼ cup finely chopped onion
- Assaisonné de sel et de poivre

Ouvrir les pitas et verser 3 cuillères à soupe de houmous dans chacune d'elles. Dans un grand saladier, mélanger tous les autres ingrédients. Remplir les pitas du mélange de salade. Recouvrir de fromage râpé.

Pour 4 personnes

Burgers au saumon

Celui-ci répond au besoin de burger sans la graisse d'un burger traditionnel et avec l'avantage supplémentaire des acides gras oméga-3 du saumon. Il a été prouvé que les acides gras oméga-3 aident à prévenir le développement des cellules cancéreuses.

- 24 oz. de saumon sauvage
- ¼ de tasse de pers pers pers persil à feuilles plates, haché
- ¼ tasse d'aneth frais haché
- 1 cuillère à soupe de ciboulette, finement hachée
- 2 cuillères à soupe de moutarde de Dijon
- 2 jus de citron
- 2 gousses d'ail émincées
- ½ tasse de fromage râpé (mozzarella partiellement écrémée, végétal ou soja)
- ½ cuillère à café de sel
- ½ cuillère à café de poivre noir
- Vaporiser de l'huile d'olive

Hacher finement le saumon frais, à la main ou au robot, jusqu'à ce qu'il ressemble à de la viande hachée. Mélangez le saumon avec les autres ingrédients (à l'exception du spray à l'huile d'olive) dans un grand saladier. Formez le mélange en quatre galettes. Faites-les cuire pendant 5 minutes à feu moyen-doux dans une poêle vaporisée d'huile d'olive en spray. Retournez-les une fois et faites-les cuire pendant 2 minutes supplémentaires, ou jusqu'à ce qu'elles soient cuites. Faites cuire lentement les hamburgers pour éviter qu'ils ne brûlent. Au lieu de la laitue et de la tomate, il a été servi avec une grande feuille de moutarde pour un plaisir amusant et délicieux.

Laitue et tomate ! Les feuilles de moutarde complètent bien la saveur de la moutarde de Dijon dans les hamburgers.

Cette recette donne 4 hamburgers.

SALADES

Salade de chou aux épices indiennes

Nous pensons que nous mangeons sainement lorsque nous mangeons une salade, mais la plupart du temps, la sauce salade contient suffisamment de matières grasses pour couler un navire et peut transformer les salades en un cauchemar nutritionnel !

Je prends une salade pour le déjeuner presque tous les jours, mais je prends soin de la cuisiner sainement. Je coupe mes légumes en dés et en morceaux en début de semaine, puis je les mets au frais, afin qu'ils soient prêts à être incorporés dans mes salades de midi, que je dîne à la maison ou que j'emporte mon déjeuner. Cela demande un peu de préparation, mais une fois que vous avez pris l'habitude, c'est un jeu d'enfant.

Les salades peuvent être un merveilleux repas réconfortant ainsi qu'un puissant moyen de prévention du cancer, mais nous devons changer notre façon de les considérer et ce qu'elles contiennent. Elles sont tout sauf ennuyeuses lorsqu'elles sont préparées avec les bons ingrédients, et elles constituent un repas vraiment nourrissant. Tout d'abord, évitez la laitue iceberg, qui contient surtout de l'eau. Utilisez plutôt des légumes verts comme le chou frisé, la bette à carde et les épinards crus. Combinez-les avec des laitues à feuilles plus foncées, comme les jeunes pousses ou le radicchio. Faites d'abord griller vos légumes, puis mettez-les au frais si vous le souhaitez. Les salades peuvent être préparées de diverses manières uniques et savoureuses. Voici quelques-unes de mes préférées.

Tomates, roquette et champignons marinés

Les feuilles vert foncé de la roquette appartiennent à la famille des crucifères, ce qui signifie que ces légumes verts rustiques sont liés au brocoli, au bokchoy et aux choux de Bruxelles. Certains des nutriments anticancéreux les plus puissants se trouvent dans la famille des crucifères. En outre, la roquette a un goût épicé et moutardé qui en fait une salade inhabituelle et délicieuse.

- 2 tasses de tomates coupées
- 1/4 de tasse de basilic frais haché
- 3 gousses d'ail émincées
- 2 tasses de roquette fraîche
- 1 tasse de champignons frais tranchés
- 4 tbsp huile d'olive extra vierge
- 2 cuillères à soupe de vinaigrette balsamique
- Assaisonné de sel et de poivre

Mélangez les tomates, le basilic, l'huile d'olive, le vinaigre balsamique, le sel et le poivre dans un bol. Laisser mariner pendant au moins 8 heures au réfrigérateur. Mélanger les tomates, la roquette et les champignons dans un bol. Servir frais après avoir bien mélangé.

Pour 2 personnes

Salade d'asperges et de tomates

L'asperge n'est pas seulement une délicieuse friandise de saison, mais elle contient aussi une pléthore de vitamines et de minéraux. Par exemple, elle contient beaucoup de glutathion, un produit chimique dont il a été démontré en laboratoire qu'il aide à lutter contre les cancers, ainsi que des vitamines A et C. C'est un excellent complément à un pique-nique ou un barbecue d'été.

- 1 pound asparagus, cleaned and trimmed
- ¼ tasse d'huile d'huile d'olive d'extra v v vierge

- 4 gousses d'ail émincées

- 2 tasses de tomates coupées

- ¼ cup fresh basil, chopped

- ¼ tasse d'huile d'huile d'olive d'extra v v vierge

- 2 cuillères à soupe de vinaigrette balsamique

- Assaisonné de sel et de poivre

2 cuillères à soupe d'huile d'olive extra vierge, de l'ail, du sel et du poivre Faites cuire sur un gril moyennement chaud ou dans un four à 400 degrés. Tournez souvent jusqu'à ce que la viande soit dorée, tendre et bien rôtie. Laissez refroidir complètement après avoir retiré la viande du gril ou du four. Couper en cubes d'un pouce. Mettre de côté.

Dans un bol, mélangez les tomates, le basilic, le reste de l'huile d'olive, le vinaigre balsamique, le sel et le poivre. Bien mélanger. Ajouter les asperges hachées au mélange de tomates. Assaisonner de sel et de poivre au goût. Laisser mariner pendant au moins 8 heures au réfrigérateur. Servir froid, seul ou avec d'autres plats.

une salade composée de légumes à feuilles vert foncé comme la roquette ou les épinards

Pour 2 personnes

Garnitures de salade à l'avocat et aux tomates

Cette salade est simplement du guacamole avec des tomates marinées, mais vous obtenez une combinaison très savoureuse lorsque vous associez les deux. Elle est délicieuse en tant que sauce pour salade ou en tant que trempette. Quelle que soit la méthode que vous choisissez, n'oubliez pas que les avocats sont riches en lutéine et en zéaxanthine, deux caroténoïdes qui sont de puissants antioxydants et qui ont des vertus anticancéreuses. Les oignons, les tomates et la coriandre ont également des vertus anticancéreuses.

- 2 tasses de tomates coupées
- 1 petit oignon émincé
- 3 gousses d'ail émincées
- 2 cuillères à soupe d'huile d'olive (extra-vierge)
- ¼ tasse de vinaigrette balsamique
- 2 avocats bien mûrs
- 1 jus de citron vert
- ¼ tasse de coriandre fraîche, hachée
- Assaisonné de sel et de poivre

Dans un bol, mélanger les tomates, l'oignon, l'ail, l'huile d'olive et le vinaigre balsamique. Assaisonner de sel et de poivre au goût. Placez-les au réfrigérateur pendant au moins 4 heures pour les faire mariner. Retirer du réfrigérateur et égoutter après la marinade.

Les avocats doivent être coupés en deux. Retirez la pulpe de l'avocat et mettez-la dans un bol.

Eh bien, écrasez. Mélanger le jus de citron vert et la coriandre dans un bol. Incorporez bien le mélange de tomates. Assaisonner de sel et de poivre au goût. Servir frais.

Pour 2-3 personnes

Salade avec riz brun et curry

C'est une salade intrigante et croquante avec le curry en prime. Le curry, les noix, les oignons et les céréales complètes ont tous des effets anticancéreux avérés.

- 1 tasse de fromage yaourt

- 1 cuillère à café de curry en poudre
- 2 tasses de riz brun, cuit
- 1 oignon vert coupé en dés
- 1 pomme, évidée et coupée en dés 1 branche de céleri, coupée en dés
- ¼ cup cranberries, dry
- ¼ cup raisin
- ¼ cup chopped and roasted walnuts
- 1 tbsp. raw brown sugar
- 2 cuillères à soupe d'huile de canola
- Assaisonné de sel et de poivre

Mélangez le yaourt, le fromage et la poudre de curry dans un petit plat à mélanger. Dans un grand saladier, ajouter tous les autres ingrédients et bien les incorporer. Mélanger avec le mélange de yaourt. Bien mélanger. Servir frais.

Pour 3-4 personnes

Salade d'orge et de légumes

Ce grain d'orge moins connu est riche en fibres et peut aider à éviter diverses maladies, notamment les maladies de la vésicule biliaire, le diabète et les problèmes cardiaques. L'orge contient également des antioxydants et des composés phytochimiques, qui contribuent tous deux à la prévention du cancer. Cette salade peut être utilisée de différentes manières. Vous pouvez utiliser tous les légumes, cuits ou crus, que vous avez dans votre réfrigérateur.

- 1 petit oignon émincé

- 1 cuillère à café d'huile d'olive
- 1 cup uncooked barley
- 3 t 3 de bou bou boue de poulet pauvre en graisse ou de bou bou 3 de bou 3 de bou boue de légumes
- 1 petit oignon émincé
- 1 boîte (16 oz) de haricots garbanzo (pois chiches) lavés et égouttés
- 1 grosse tomate en dés
- 1 poivron rouge épépiné et tranché
- 1 poivron vert épépiné et tranché
- 1 petit concombre coupé en tranches
- 1 grosse gousse d'ail émincée
- ¼ tasse de persil frais à feuilles plates, haché
- ¼ tasse de coriandre fraiche, hachée
- ½ cup fresh mint, chopped
- ½ cup celery, chopped
- 1 jus de citron vert
- Assaisonné de sel et de poivre

Faire revenir l'oignon dans l'huile dans une grande poêle à feu moyen jusqu'à ce qu'il soit tendre. Faire cuire, en remuant souvent, jusqu'à ce que l'orge soit légèrement dorée. Porter le bouillon à ébullition. Réduire le feu à un faible frémissement, couvrir la casserole et laisser cuire pendant 45 minutes, ou jusqu'à ce que l'orge soit tendre.

Retirez du feu et mettez de côté pendant 10 minutes jusqu'à ce que l'orge soit cuite à votre goût (je l'aime al dente). Ensuite, placez-la au réfrigérateur jusqu'à ce qu'elle soit complètement refroidie.

Lorsque l'orge a refroidi, combinez-la avec les autres ingrédients dans un grand bol. Mélanger soigneusement mais délicatement, puis remettre au réfrigérateur pendant au moins 2 heures pour refroidir et laisser les saveurs se mélanger. Assaisonnez avec du sel et du poivre selon votre goût.

Servir avec une vinaigrette aux herbes hachées ou une vinaigrette crémeuse à la coriandre.

Pour 3-4 personnes

Salade de betteraves

La plupart des gens associent les betteraves aux légumes rouges, mais elles existent aussi en variétés blanches et jaunes (dorées). J'ai utilisé des betteraves dorées dans cette recette, mais vous pouvez utiliser des betteraves rouges si vous ne pouvez pas les trouver. Les betteraves rouges peuvent être un aliment efficace pour lutter contre le cancer. Le pigment qui donne aux betteraves leur couleur rouge profond a été prouvé comme étant un combattant efficace du cancer dans de nombreux tests.

- 2 grosses betteraves rouges
- 2 grosses betteraves d'or
- ¼ cup fresh basil, chopped
- 3 cuillères à soupe d'huile d'olive extra-vierge
- 3 cuillères à soupe de vinaigrette balsamique
- 1 cuillère à soupe de moutarde de Dijon
- ¼ cup chopped walnuts

- 3 tasses de roquette
- Assaisonné de sel et de poivre

Préchauffez le four à 425 degrés Fahrenheit. Coupez les fanes et les racines des betteraves et lavez soigneusement les légumes. Distinguez les betteraves dorées des betteraves rouges. Prenez deux grands morceaux de papier d'aluminium et coupez-les en deux (assez grands pour les replier et y enfermer les betteraves). Placez les betteraves rouges au centre d'un morceau de papier aluminium et les betteraves dorées au centre de l'autre. Repliez chaque morceau de papier d'aluminium et scellez chaque paquet, en enfermant fermement les betteraves. Placez les paquets de betteraves sur une plaque de cuisson et faites-les cuire pendant 1 heure ou jusqu'à ce que les betteraves soient tendres.

Pour savoir si elles sont cuites, piquez une betterave à travers la feuille d'aluminium avec la pointe d'un couteau bien aiguisé. Les betteraves sont cuites lorsque le couteau glisse facilement. Retirez les betteraves du four et mettez-les de côté pour qu'elles refroidissent, toujours enveloppées dans le papier d'aluminium. Lorsque les betteraves sont suffisamment froides pour être manipulées, ouvrez délicatement les paquets d'aluminium. La peau des betteraves se détache facilement si vous les massez dans de l'eau froide. Continuez à séparer les betteraves en les coupant en tranches et en plaçant les betteraves rouges dans un petit plat et les betteraves dorées dans un autre petit bol.

Dans un autre grand bol, mélangez l'huile d'olive, le vinaigre balsamique et la moutarde. Incorporer soigneusement les betteraves, le basilic et les noix. Assaisonner de sel et de poivre au goût. Servir sur un lit de roquette.

Pour 3-4 personnes

Salade de carottes et de raisins secs

Selon les résultats d'une recherche en laboratoire, la consommation de carottes contribue à réduire les risques de cancer. Votre mère ne vous a-t-elle pas toujours dit qu'elles étaient bonnes pour la santé ? Les carottes contiennent du falcarinol, un insecticide naturel qui les protège contre les infections fongiques. Les carottes sont pratiquement la seule source de cette molécule dans l'alimentation humaine, et il a été prouvé que ce composant aide à prévenir le cancer lorsqu'il est consommé frais.

- 4 tasses de carottes râpées
- 1 tasse d'ananas haché (frais ou en conserve)
- 1 grosse pomme en dés
- 1 tasse de raisins secs
- ¼ cup chopped walnuts
- ¼ de tasse de cél cél cél cél céleri haché
- 1 tasse de fromage de yaourt (égoutté au réfrigérateur pendant 24 heures)
- 3 cuillères à soupe de mayonnaise (légère)
- 1 tbsp. raw brown sugar
- Assaisonné de sel et de poivre

Dans une grande bassine, mélanger tous les ingrédients. Mettre au frais avant de servir. Cette salade est bien meilleure si on la laisse reposer au réfrigérateur toute la nuit pour permettre aux saveurs de se mélanger.

Pour 3-4 personnes

Slaw avec Cole Slaw

Il s'agit d'une salade plus conventionnelle que la salade indienne épicée, mais c'est aussi un produit anti-cancer. Elle comprend plusieurs nutriments anticancéreux.

Slaw

- 4 tasses de chou rouge râpé
- 4 tasses de chou vert râpé
- 1 medium red onion, thinly sliced
- 2 carottes râpées
- une tasse de raisins secs
- 2 pommes coupées en dés
- Assaisonné de sel et de poivre

Sauce

- 3 TASSES DE YOGURT ET FROMAGE (égoutté au réfrigérateur pendant 24 heures)
- 3 tbsp mild olive oil or canola oil
- ¼ cup unrefined brown sugar
- ½ CUP APPLE CUCUMBER VINEGAR
- 1 cuillère à café de graines de céleri
- 1 cu.à c. de graines de mout mout mout mout mout mout 1 cu.à c. d'graines de mout mout mout mout mout mout
- 2 gousses d'ail émincées

Dans un grand bol, mélanger tous les ingrédients de la salade. Dans un petit bol, mélanger tous les ingrédients de la sauce et fouetter jusqu'à ce qu'elle soit lisse. Mélanger la sauce avec les ingrédients de la salade. Assaisonner de sel et de poivre au goût. Réfrigérer avant de servir. Ce plat est bien meilleur s'il a reposé au réfrigérateur toute la nuit pour que les saveurs se mélangent.

Pour 4 à 6 personnes

Salade avec une vinaigrette aux agrumes et au gingembre

Les agrumes sont riches en fibres et en vitamine C. Une étude japonaise a établi un lien entre la consommation d'agrumes et un risque moindre de la plupart des tumeurs malignes. C'est une salade délicieuse, parfaite pour l'été ou pour sortir du blues de l'hiver.

- 2 mandarines
- 1 orange, navel
- 1 pamplemousse (rose)
- 1 tasse d'an ananas frais coupé en morceaux
- 1 pomme é é é é é é é é é en morceaux
- 2 ciboules finement hachées
- 1/4 de tasse de noix ha hachées
- ½ CUP YOGURT CHERRY
- 1 cuillère à café de rac rac rac racine de g g ging pour r r r rer
- 1 jus d'orange
- 1 zeste d'orange
- 1 cu cuillère à café de tahin
- 1 cuillère à café de miel

- Assaisonné de sel et de poivre

Retirez autant que possible la moelle blanche des mandarines, oranges et pamplemousses. Coupez-les en petits morceaux. Mélangez-les avec l'ananas, la pomme, la ciboulette et les noix dans un grand saladier. Pour créer la vinaigrette au gingembre, mélanger le fromage de yogourt, la racine de gingembre, le jus d'orange, le zeste, le tahini et le miel dans un petit bol. Fouetter jusqu'à ce que le mélange soit lisse. Assaisonner de sel et de poivre au goût. Verser sur les fruits et mélanger pour combiner. Réfrigérer avant de servir.

Pour 3 à 4 personnes

Salade de côtelettes

La majorité des salades composées comprennent de la laitue iceberg, qui est principalement composée d'eau. Cette salade hachée est préparée avec du chou frisé et de la roquette, deux légumes crucifères dont il est prouvé qu'ils aident à prévenir certaines tumeurs malignes. Une salade hachée est agréable à manger. Cette salade est un mélange de différents ingrédients. Choisissez les légumes que vous voulez. Veillez simplement à les couper finement. Appréciez votre vinaigrette préférée !

- 1 tasse de kale finement haché

- 1 tasse d'épines finement découpées

- 1 tasse de roquette hachée grossièrement

- ½ livre de champignons de bouton, gros du coup

- 2 big tomatoes, seeded and coarsely chopped

- 1 grande car car car car car car car car car en tranche gros gros 1 grande car car car car car en tranche gros

- 1 grande branche de cél cél cél cél cél cél en section en gros morceaux

- ½ cup coarsely chopped black olives

- 1 oignon rouge finement émincé

- 1 boîte (15½ onces) de haricots garbanzo égouttés (pois chiches)

- ¼ de tasse de basil basil basil frais, ha ha ha ï ï ï ï

- 1 cuillère à soupe d'origan frais, haché

Dans un grand saladier, mélanger tous les ingrédients. Pour servir, mélanger avec la vinaigrette et servir frais.

Pour 3 à 4 personnes

Salade avec des oeufs blancs

De temps en temps, j'ai une envie folle d'un bon vieux sandwich oeuf-salade. Je peux. Les jaunes d'oeufs ne vous manqueront pas tant il y a de saveur ici ! Comblez quand même l'envie même si je ne consomme plus la graisse qui accompagnait la version à l'ancienne. Vous allez

- 8 œufs moyens

- ¼ de tasse de cél cél cél cél céleri ha ha ha

- ¼ cup chopped onions

- ¼ tasse de poivron rouge haché

- ¼ de tasse de tom tom tomates ha hachées

- 1 tiny grated carrot

- 1 cuillère à soupe de sauce mayonnaise (sans graisse)

- 3 cuillères à soupe de yaourt fromage

- 1 cuillère à soupe de moutarde de Dijon
- Assaisonné de sel et de poivre

Dans une casserole, mélangez les œufs. Couvrir d'eau froide jusqu'à 1 pouce au-dessus des œufs. Portez rapidement à ébullition. Laissez mijoter pendant 10 minutes à feu doux. Retirez les œufs du feu et rincez-les à l'eau froide pour empêcher toute nouvelle friture. Tapez sur l'œuf pour briser la coquille, puis enlevez la coquille.

Retirez les jaunes et mettez les blancs de côté. Préparez les blancs en les hachant. Mélangez les blancs d'œufs hachés avec les autres ingrédients. Assaisonnez de sel et de poivre au goût. Réfrigérer jusqu'à ce que le mélange soit complètement froid. Servir en sandwich sur du bon vieux pain de blé entier ou dans un pita de blé entier.

Pour 3 à 4 personnes

Salade de fenouil

Le fenouil est un légume sous-utilisé aux États-Unis, mais il ne devrait pas l'être. Il a un léger goût de réglisse et est riche en antioxydants. Le fenouil comprend également le composant phytonutritif anéthole et est riche en fibres. Vitamine C. Des tests ont prouvé que l'anéthole diminue l'inflammation et aide à prévenir le développement du cancer. C'est un délice de salade délectable.

2 bul bul bulbes de fen fen fenouil, tranchés en bandes de ¼ d'È È È È È

- 3 oranges, pelées et coupées en tranches de la taille d'une bouchée
- 1/4 de tasse de raisins secs
- 1 oignon rouge finement émincé
- 2 cuillères à café d'huile d'olive

- 2 cuillères à soupe de vinaigre (vin rouge)
- 1 cuillère à soupe de moutarde de Dijon
- Assaisonné de sel et de poivre

Pour faire une vinaigrette, mélangez l'huile, le vinaigre, la moutarde, le sel et le poivre dans une petite bassine. Dans une grande bassine, mélanger le fenouil, les oranges, les raisins secs et l'oignon. Remuez le mélange de fenouil avec la vinaigrette pour l'incorporer. Servir frais.

Pour 2-3 personnes

Salade de chou aux épices indiennes

Cette quadruple menace contient quatre ingrédients qui combattent le cancer : le chou, l'ail, les oignons et le curcuma ! Il contient également des acides gras oméga-3 provenant de l'huile. En dehors de cela, son goût est plutôt agréable. Ses goûts uniques en font un excellent plat d'accompagnement ou une salade de début de repas.

Slaw

- 2 tasses de chou rouge râpé
- 2 tasses de chou vert râpé
- 1 little shredded fennel bulb
- 1 finely sliced tiny red onion
- 1 carotte râpée
- ½ tasse de rais rais rais rais rais rais
- 1 grosse pomme en dés
- assaisonné de sel et de poivre

Sauce

- 1 tasse de fromage yaourt (égoutté au réfrigérateur pendant 24 heures)
- 2 tbsp mild olive oil or canola oil
- 2 gousses d'ail écrasées
- 1 tbsp. raw brown sugar
- 1 jus de citron
- 1 cuillère à soupe de cumin
- ½ cuillère à café de curcuma
- 2 cuillères à café de sauce tahini
- 1 cuillère à café de graines de céleri

Dans un grand bol, mélanger tous les ingrédients de la salade. Dans un petit bol, mélanger tous les ingrédients de la sauce et fouetter jusqu'à ce qu'elle soit lisse. Mélanger la sauce avec les ingrédients de la salade. Assaisonner de sel et de poivre au goût.

Refroidir avant de servir. Ce plat est bien meilleur s'il repose dans le réfrigérateur toute la nuit pour permettre aux saveurs de se mélanger. Il se conserve au réfrigérateur pendant une semaine et est toujours aussi bon.

Pour 4 à 6 personnes

Mélangez cette salade de chou à 50/50 avec une salade du jardin et assaisonnez avec de l'huile d'olive et du vinaigre pour un délice vraiment gourmand. C'est une excellente salade pour le déjeuner !

Salade avec pommes de terre

Les pommes de terre ne sont pas si mauvaises pour la santé. Cependant, elles ont reçu une mauvaise réputation en raison des méthodes de cuisson nocives qu'elles utilisent parfois, ainsi que des garnitures malsaines qui les recouvrent généralement. Les pommes de terre blanches contiennent des vitamines, des minéraux et des substances phytochimiques. La patate douce est un aliment riche en antioxydants, contenant du bêta-carotène et de la vitamine C. Essayez donc cette version plus saine d'un vieux plat favori lors de votre prochain barbecue ou pique-nique.

- 3 big Idaho potatoes, unpeeled
- 1 grosse patate douce pelée, coupée en cubes de 1 pouce
- 1 grand o oignon é é é é é é é é
- 2 branches de céleri, hachées
- 3 big garlic cloves, minced
- 1 poivron rouge épépiné et tranché
- 1 poivron vert épépiné et tranché
- 1 tasse de fromage yaourt (égoutté au réfrigérateur pendant 24 heures)
- ¼ tasse de mayonnaise (légère)
- ¼ tasse de pers pers persil à feuilles plates haché
- 2 cuillères à soupe d'aneth frais, haché
- 2 cuillères à café d'huile d'olive
- 1 petit piment jalapeo, épépiné et grossièrement haché (facultatif)
- Assaisonné de sel et de poivre

Piquez les pommes de terre Idaho avec une fourchette et faites-les cuire au micro-ondes jusqu'à ce qu'elles soient tendres. Retirez-les du four et mettez-les de côté pour qu'elles refroidissent jusqu'à ce que vous puissiez les manipuler facilement. Lorsqu'elles sont assez froides pour être touchées, coupez-les en cubes de 1 pouce.

Faites cuire la patate douce au micro-ondes jusqu'à ce qu'elle soit tendre. Mettez-la de côté.

Mélanger l'huile d'olive, l'ail et les oignons dans une grande poêle. Cuire, en tournant souvent, à feu moyen jusqu'à ce que les oignons commencent à caraméliser, environ 20 minutes. Retirer du feu et mettre de côté pour refroidir.

Mélanger les pommes de terre et les oignons, ainsi que les autres ingrédients, dans un grand saladier. Bien mélanger. Assaisonner de sel et de poivre au goût. Réfrigérer avant de servir.

Pour 4 à 6 personnes

Salade de chou frisé, de tomates et d'avocat

C'est une belle salade. Les saveurs se mélangent bien dans ce repas délicieux et nutritif.

- 2 tasses de tomates coupées
- 2 gousses d'ail écrasées
- 2 cuillères à soupe de basilic frais haché
- 2 cuillères à café d'huile d'olive
- 2 cuillères à soupe de vinaigrette balsamique
- 1 big bunch of kale, washed and chopped
- 1 avocat mûr haché
- Assaisonné de sel et de poivre

Mélanger les tomates, l'ail et le basilic dans un bol. Mélanger l'huile d'olive et le vinaigre balsamique dans un bol. Bien mélanger. Réfrigérer pendant au moins deux heures pour permettre aux tomates de mariner.

Après avoir fait mariner les tomates, combinez-les avec les légumes verts et l'avocat. Bien mélanger le tout. Assaisonnez avec du sel et du poivre selon votre goût.

Pour 2 personnes

Tomates marinées

Les tomates contiennent du lycopène, un antioxydant qui combat les radicaux libres. Ce petit plat d'accompagnement comprend également de l'ail et de l'huile d'olive, qui sont tous deux des nutriments anticancéreux. En plus d'être bonnes pour vous, ces tomates sont très faciles à préparer et donnent un goût riche et savoureux à n'importe quel plat. Elles sont excellentes en accompagnement, sur de la laitue ou dans une salade composée. Si simple, si savoureux et si sain pour vous.

1 livre de tomates coupées en morceaux (je préfère mélanger les variétés pour répondre à un large éventail de goûts. J'utilise une variété de tomates, y compris des tomates cerises, prunes, jaunes et noires. Mélangez avec toutes les tomates de saison, et n'ayez pas peur d'expérimenter).

- 1 big garlic clove, smashed
- ¼ cup fresh basil, chopped
- ¼ tasse de coriandre fraiche, hachée
- 2 cuillères à soupe de vinaigrette balsamique
- 2 cuillères à soupe d'huile d'olive (extra-vierge)
- Assaisonné de sel et de poivre

Mélangez tous les ingrédients et mettez-les au réfrigérateur pendant une heure environ avant de servir pour permettre aux saveurs de se mélanger. Avant de servir, remuez à nouveau le tout.

Assaisonnez avec du sel et du poivre selon votre goût.

Pour 2 à 3 personnes

Salade avec brocoli rôti

Le brocoli est riche en vitamines C et A et en caroténoïdes, en fibres, en calcium et en folates. C'est également une bonne source de substances phytochimiques, dont les effets anticancéreux font l'objet de recherches. Cette salade est nutritive et savoureuse, et c'est l'une des favorites de la société.

- 4 tasses de fleurons de brocoli, cuits jusqu'à al dente, rincés et refroidis

- ¼ tasse d'huile d'olive extra vierge

- 3 gousses d'ail émincées

- 3 c. à s. de graines de tourn tourn tourn tourn tournesol grillées et non salées

- 1 oignon rouge en dés

- 1 branche de céleri hachée

- 1 tasse de haricots garbanzo (pois chiches) en conserve, lavés et égouttés

- 3 tbsp raisins

- Assaisonné de sel et de poivre

Préchauffez le four à 400°F. Dans une grande bassine, enduire les fleurons de brocoli d'huile d'olive et d'ail haché. Placez les fleurons sur une plaque à pâtisserie ou une rôtissoire et faites-les rôtir, en les tournant périodiquement, jusqu'à ce qu'ils soient cuits jusqu'à ce qu'ils aient une texture tendre et croustillante (al dente). Laissez refroidir après avoir retiré du four. Lorsque les fleurettes ont refroidi, les combiner avec les autres ingrédients dans un grand bol. Pour mélanger tous les ingrédients, remuer légèrement mais complètement. Assaisonner de sel et de poivre au goût. Servir frais avec la vinaigrette crémeuse à la coriandre sur le dessus.

Pour 4 personnes

Salade d'épinards, de champignons et d'oignons grillés

Il s'agit d'une variante de la salade d'épinards traditionnelle (sans le bacon !). Griller les oignons au préalable et les servir chauds sur la salade ajoute une nouvelle dimension de saveur au repas. Les épinards sont riches en vitamines, minéraux et phytonutriments et ont été associés à un moindre risque de cancer.

- 1 gros oignon rouge haché
- 1 cuillère à café d'huile d'olive
- 12 ounces baby spinach, cleaned
- 8 ounces de champ champignons blancs en tranche
- ¼ cup dried cherries, unsweetened
- ¼ cup chopped and roasted walnuts

Faites sauter les oignons dans l'huile d'olive dans une petite poêle à feu doux. Cuire, en remuant de temps en temps, jusqu'à ce que les oignons commencent à caraméliser (environ 20 minutes). Retirer du feu. Pendant que les oignons sont en train de frire, mélanger les épinards, les champignons, les cerises et les noix dans un grand bol. Assaisonner de vinaigrette à la moutarde au miel ou aux graines de pavot et ajouter les oignons caramélisés. Servir pendant que les oignons sont encore chauds.

Pour 3 à 4 personnes

Salade avec du maïs rôti

Le maïs est présent depuis des centaines d'années, et il y a une bonne raison à cela. Il est pauvre en graisses saturées et en cholestérol, et il est riche en fibres. Le maïs existe en plusieurs couleurs, notamment en jaune, blanc, bleu, violet et rouge. Le maïs grillé est un mets séduisant en été. Contrairement à la viande, vous pouvez griller vos légumes à volonté sans craindre le développement de substances cancérigènes.

- 6 big ears husked corn on the cob
- 3 gousses d'ail émincées
- 2 cuillères à soupe de coriandre fraîche, hachée
- 2 cuillères à soupe de pers pers pers persil plat frais haché
- 1 poivron rouge haché
- 1 poivron vert haché
- 1 petit conc.é pelé, é é é é é é é é é é haché
- 3 oignons verts hachés
- 1 little sliced red onion
- 1 lemon, juiced and squeezed
- 1 lime, avec le jus et la z z z z
- 1 celery stalk, finely chopped
- ½ tasse d'huile d'huile d'olive extra v v vierge

- ¼ tasse de vinaigrette balsamique

- Vaporiser de l'huile d'olive

- Assaisonné de sel et de poivre

Préchauffez le gril à feu vif. Enduisez les épis de maïs d'huile d'olive en spray jusqu'à ce qu'ils soient uniformément recouverts.

Placez-les sur le gril préchauffé pendant 5 minutes, puis baissez-les à feu moyen. Continuez à faire rôtir les épis de maïs, en les retournant souvent, jusqu'à ce qu'ils soient magnifiquement dorés et tendres.

Laissez refroidir après avoir retiré le maïs du gril. Lorsque le maïs rôti a refroidi, retirez-le de l'épi et jetez les épis. Placez le maïs dans un grand saladier. Mélangez tous les autres ingrédients dans un saladier. Mélangez jusqu'à ce que les légumes soient uniformément couverts. Assaisonnez de sel et de poivre au goût. Servir frais.

Pour 4 à 6 personnes

Salade de légumes rôtis

Il s'agit d'une salade flexible qui peut être préparée avec presque toutes les combinaisons de légumes, bien que j'aime les légumes racines. Selon plusieurs études, la consommation de légumes racines peut réduire l'incidence du cancer du rein. Les légumes-racines sont simples à préparer, peu coûteux et se conservent longtemps au réfrigérateur. Par une froide nuit d'hiver, cette salade constitue un plat copieux.

- 2 big carrots, peeled and sliced

- 1 o o oignon, coupé en morceaux d'un pouce

- 6 quartered red potatoes

- 1 poire qui a été coupée, lavée et hachée

- ½ tasse d'huile d'olive extra-vierge
- 2 betteraves moyennes pelées coupées en morceaux de ½ pouce
- 2 bulbes de fenouil, parés et tranchés en morceaux d'un ½ pouce d'épaisseur
- 4 gousses d'ail émincées
- ¼ tasse de vinaigrette balsamique
- ¼ tasse de persil frais à feuilles plates, haché
- ¼ cup fresh chives, chopped
- Vaporiser de l'huile d'olive
- Assaisonné de sel et de poivre

Préchauffez le four à 350 degrés Fahrenheit.

Mélangez les carottes, l'oignon, les pommes de terre, le poireau, le fenouil et l'ail dans un grand plat à mélanger avec ¼ de tasse d'huile d'olive. Placez les légumes dans le fond d'une rôtissoire ou d'une grande plaque à biscuits et faites cuire au four pendant 30 minutes. Faites rôtir pendant environ une heure, en remuant les légumes avec une spatule de temps en temps.

Étalez les betteraves sur une plaque à biscuits plus petite. Vaporiser d'huile d'olive et placer sur une autre grille du four (les betteraves doivent être cuites séparément pour éviter que la couleur de la betterave ne se répande). Faites rôtir pendant encore une heure, en remuant les betteraves avec une spatule de temps en temps.

Retirez les légumes du four lorsqu'ils sont tendres et mettez-les dans un grand saladier (n'ajoutez pas les betteraves). Laissez-les refroidir pendant 20 minutes. Incorporer le reste de l'huile d'olive, le vinaigre balsamique, le persil et la ciboulette jusqu'à ce que tout soit bien mélangé. Assaisonner de sel et de poivre au goût. Incorporer délicatement les betteraves et placer au réfrigérateur pendant au moins 8 heures pour qu'elles refroidissent complètement.

Servir sur un lit de légumes verts copieux.

Pour 6 personnes

Salade de saumon

C'est l'un de mes plats préférés de l'été. Vous pouvez ajouter toutes les garnitures que vous voulez à la salade, mais je préfère la garder simple pour faire ressortir les saveurs du saumon et de la vinaigrette.

Le saumon est riche en acides gras oméga-3, et des études ont indiqué que les oméga-3 diminuent l'inflammation et peuvent réduire le risque de cancer. Les crucifères ont également des qualités anticancéreuses, et la roquette en fait partie.

- 4 (4 ounces) wild salmon fillets
- ½ cu.à.c. d'ail en gran gran gran gran gran gran gran gran gran gran gran gran gran
- Assaisonné de sel et de poivre
- 3 onces de roquette
- 2 tasses de bébés épinards
- 2 tomates moyennes en dés
- ½ concombre, finement tranché
- 6 finely sliced fresh basil leaves
- ½ cup pitted black olives
- Vinaigrette pour salade à la moutarde au miel
- Vaporiser de l'huile d'olive

La cuisson du poisson à feu vif, comme celle des viandes, peut être cancérigène. La clé est donc de le cuire lentement.

Il est recommandé de faire cuire le poisson dans une feuille d'aluminium à feu doux.

Préchauffez le gril ou le four à 300 degrés F.

Les filets de poisson doivent être bien lavés et vaporisés d'huile d'olive en spray. Assaisonnez le poisson de sel et de poivre, puis garnissez-le d'ail granulé. Enveloppez le poisson dans du papier aluminium (individuellement ou en groupe) et faites-le cuire sur le gril ou au four. Faites-le cuire pendant 10 à 15 minutes, en fonction de la taille du filet.

Pendant la cuisson du poisson, combiner la roquette, les jeunes pousses, les tomates, les concombres, le basilic et les olives dans un grand plat. Mélanger avec la vinaigrette au miel et à la moutarde jusqu'à ce que tout soit bien combiné. Assaisonner de sel et de poivre au goût. Répartir les salades uniformément dans quatre grandes assiettes.

Lorsque le poisson est cuit, retirez-le du papier aluminium et disposez-le sur différentes salades.

Servir avec une tranche de pain à l'ail croustillant.

Pour 4 personnes

PIZZAS

Pizza avec salade à l'ail

La pizza est l'un de mes aliments préférés. Elles sont très flexibles, et votre seule limite est votre créativité ! J'ai inclus une recette de pâte à pizza au blé entier, qui est simple à préparer et se conserve bien. J'ai quelques boules de pâte congelées et prêtes à décongeler pour un souper simple et rapide. Vous pouvez également utiliser de la pâte à pizza achetée en magasin si elle est préparée avec des composants nutritionnels. Ce n'est pas forcément simple, car la plupart des pâtes à pizza commerciales sont produites avec de la farine blanche, du sucre et des huiles hydrogénées, autant d'ingrédients que vous voulez éviter. Il vaut mieux préparer vos lots et les congeler pour une utilisation ultérieure.

Bien que je crée ma sauce à pizza, si vous êtes pressé, vous pouvez utiliser une sauce achetée en magasin à la place. N'importe quelle sauce à pizza ou à spaghetti végétarienne et faible en gras suffira. Cependant, si vous avez le temps, la sauce maison est de loin supérieure et ne prend que 10 à 15 minutes à faire. Je vous propose une recette qui a fait ses preuves.

J'aime faire des pizzas sur le barbecue. Si vous en avez un, vous remarquerez qu'il permet de réduire au minimum l'encombrement de la cuisine. C'est très amusant de cuisiner de cette façon, et vous pouvez utiliser votre gril sans vous soucier des substances cancérigènes ! Si vous n'avez pas de gril, vous pouvez les cuire au four. J'utilise une palette à pizza pour transférer rapidement mes pizzas dans le four et hors du four, mais si vous n'en avez pas, vous pouvez mettre la pâte sur une grille de refroidissement et placer la grille de refroidissement directement dans le four ou le gril.

Les pizzas peuvent être un ajout sain et délicieux à votre régime alimentaire si vous sortez des sentiers battus du pepperoni et du fromage. C'est un moyen fantastique de consommer des légumes. J'ai inclus quelques-unes de mes recettes préférées, mais les options sont illimitées !

Pâte à pizza à base de blé complet

- 2 paquets de levure sèche active
- ¾ tasse d'eau (110-115 F.)
- 3½ tasse de farine blanche de blé entier
- 2 cuillères à café de sucre brun brut
- ¾ tasse de lait de soja ou de lait écrémé (110-115 F.)
- 1 cuillère à café de sel de mer
- 1 cuillère à café d'huile d'olive
- Saupoudrer de farine de blé complet
- Abaisser un cercle de ½ pouce de diamètre avec de la farine de maïs.
- Vaporiser de l'huile d'olive

Avec un petit plat, dissoudre la levure dans l'eau. Laissez reposer pendant 10 minutes.

Dans un saladier, mélangez la farine, la cassonade et le sel (vous pouvez utiliser un batteur avec un crochet à pâte, ou le faire à l'ancienne, à la main). Tout en mélangeant, ajoutez progressivement le lait, la levure et l'huile jusqu'à ce que la pâte forme une boule.

Saupoudrez la table de farine et placez la pâte dans la zone de travail. Pétrissez la pâte pendant environ cinq minutes ou jusqu'à ce qu'elle soit lisse. Vaporisez un spray d'huile d'olive dans un grand saladier. Placez la pâte dans le saladier, couvrez-la d'un film plastique et mettez-la de côté dans un endroit chaud pendant environ une heure ou jusqu'à ce qu'elle ait doublé de volume. Laissez la pâte lever pendant encore 30 minutes après l'avoir abaissée d'un coup de poing.

Divisez la pâte en quatre moitiés égales. Chacune donnera une pizza de 12 pouces. Saupoudrez votre plan de travail de semoule de maïs. Abaisser la pâte et l'étirer en un cercle de 12 pouces. Si vous avez une palette à pizza, saupoudrez-la de farine de maïs avant d'y transférer la pâte abaissée, ou mettez la pâte à pizza sur une grille de refroidissement. Vous êtes prêt à commencer à la remplir de bonnes choses !

Cette recette donne quatre croûtes (12 pouces).

Sauce pour pizza

Rappelez-vous qu'il a été prouvé que les tomates, l'ail et le basilic réduisent le risque de certaines tumeurs malignes.

- 6 tomates en dés de taille moyenne
- 1 grosse g g gousse d'ail é é é é é é é
- ¼ de tasse de basil basil basil frais, ha ha ha ï ï ï ï
- ½ c. à thé d'origan séché
- 1 sauce tomate
- 1 cuillère à café de sucre brun, brut
- Assaisonné de sel et de poivre
- Vaporiser de l'huile d'olive

Vaporisez un spray d'huile d'olive sur une poêle. Incorporez les tomates et l'ail. Laissez mijoter à feu doux jusqu'à ce que l'eau des tomates s'évapore. Laissez cuire pendant 5 minutes après avoir ajouté les autres ingrédients. Mettre de côté.

Quatre pizzas (12 pouces) sont acceptées.

Pizza avec salade à l'ail

Qui penserait à mettre de la salade sur sa pizza ? Moi, certainement ! Cette pizza est réalisée à partir d'une recette simple de salade composée, mais n'hésitez pas à faire preuve de créativité et à la modifier à votre guise.

- 1 croûte de pizza à base de blé complet
- 3 cuillères à soupe d'huile d'olive
- 3 gousses d'ail, hachées
- 1 oignon moyen émincé
- 2 cuillères à soupe de fromage faible en gras râpé
- Le fromage parmesan
- 1/4 tasse de fromage râpé (mozzarella partiellement écrémée, végét végétal ou soja)
- Saupoudrer de farine de maïs
- 1 tasse de feuilles de roquette
- 1 tasse de salade verte (mélangée)
- 2 tomates coupées
- ½ concombre, finement tranché
- ¼ de tasse de basil basil basil frais, ha ha ha ï ï ï ï
- 3 cuillères à soupe d'huile d'olive
- 3 cuillères à soupe de vinaigrette balsamique
- assaisonné de sel et de poivre

Préchauffez le four à 400°F. Dans une petite casserole, faites chauffer 1 cuillère à soupe d'huile d'olive et l'oignon.

Dans une poêle, à feu moyen-élevé. Faire cuire jusqu'à ce que l'oignon devienne transparent. Mettre de côté pour refroidir après avoir incorporé l'ail.

Saupoudrez de la farine de maïs sur une plaque à pizza. Placez la pâte à pizza abaissée sur la palette ou sur une grille de refroidissement au moins aussi grande que la pâte abaissée. Faites glisser la pâte directement sur la grille du four au milieu du four préparé, ou placez la grille de refroidissement au centre du four préchauffé en utilisant la palette. Faites cuire pendant 3 minutes ou jusqu'à ce que la pâte soit un peu ferme. Une fois que les garnitures sont sur la pizza, vous pouvez simplement la retirer de la palette ou de la grille de refroidissement.

Lorsque la pâte est un peu dure, sortez-la délicatement du four avec une spatule ou retirez la grille de refroidissement. N'éteignez pas le four. Badigeonnez la pâte du reste de l'huile d'olive et répartissez uniformément le mélange d'ail et d'oignon, en laissant un périmètre de 12 pouces. Recouvrez avec les deux sortes de fromage.

Remettre la pizza au four. Faites cuire pendant 7 à 10 minutes de plus, ou jusqu'à ce que la croûte soit croustillante et que le fromage soit fondu. Vérifier régulièrement. Mélanger les légumes verts, les tomates, le concombre et le basilic dans un bol moyen pendant que la pizza cuit. Assaisonner la salade d'huile d'olive et de vinaigre. Assaisonner de sel et de poivre au goût.

Retirer la pizza du four et la recouvrir de la salade. Utiliser un coupe-pizza ou un grand couteau pour couper la pizza.

Pour 2 personnes

Pizza aux asperges et champignons grillés

Il s'agit d'un mélange intriguant et d'un de mes plats préférés en été, lorsque les asperges sont de saison. Vous êtes libre d'utiliser votre créativité ici. La variété des légumes disponibles est presque illimitée.

- 1 croûte de pizza à base de blé complet
- 1 b botte d'as as asperges, couper en morceaux d'un pouce d'épaisseur
- 8 on ètres de champ champ champ é és en tranche
- 2 cuillères à café d'huile d'olive
- Assaisonné de sel et de poivre
- 4 big fresh basil leaves, chopped
- ½ CUP PIZZA SUGAR
- un quart de tasse de fromage râpé (mozzarella partiellement écrémée, végétal ou soja)
- Saupoudrer de farine de maïs

Préchauffer le four à 400°F. Dans un plat à mélanger, combinez les asperges et les champignons. Arroser d'huile d'olive, assaisonner de sel et de poivre, et mélanger pour couvrir les légumes. Placez les légumes sur une poêle à griller et faites-les cuire jusqu'à ce qu'ils soient cuits, ou placez-les dans une poêle à feu moyen et faites-les cuire jusqu'à ce qu'ils soient cuits. Retirer la poêle du feu.

Saupoudrez de la farine de maïs sur une plaque à pizza. Placez la pâte à pizza abaissée sur la palette ou sur une grille de refroidissement au moins aussi grande que la pâte abaissée. Faites glisser la pâte directement sur la grille du four à l'aide de la palette.

Placez la grille de refroidissement au milieu du four préchauffé, ou placez la grille de refroidissement au centre du four préparé. Faites cuire pendant 3 minutes ou jusqu'à ce que la pâte soit un peu ferme.

Lorsque la pâte est un peu dure, la sortir du four délicatement à l'aide de la palette ou retirer la grille de refroidissement. Déposer la sauce à pizza au centre de la pâte et l'étaler, en laissant un périmètre de 12 pouces de chaque côté.

Répartissez les légumes et le basilic de manière égale sur le dessus de la tarte. Répartir le fromage de façon égale sur la pizza. Remettre la pizza au four. Faites-la cuire pendant 7 à 10 minutes de plus, ou jusqu'à ce que la croûte soit croustillante et que le fromage soit fondu. Vérifiez régulièrement pour éviter que la pizza ne brûle. Placez-la sur un grand plat, coupez-la en tranches à l'aide d'un coupe-pizza ou d'un grand couteau, et servez !

Pour 2 personnes

Pizza aux tomates et au basilic

Cette pizza ne contient que quelques ingrédients de base, mais elle fait néanmoins un tabac. Elle est particulièrement bonne sur le gril en été, lorsque le basilic est frais et que la variété de tomates est abondante.

- 1 croûte de pizza à base de blé complet
- 2 t tasses de tomates cer cer cerises, couper en deux
- 4 freshly washed and cut basil leaves
- ½ CUP PIZZA SUGAR
- Un quart de tasse de fromage râpé (mozzarella partiellement écrémée, végétal ou soja).
- Assaisonné de sel et de poivre

Préchauffez le four à 400°F. Saupoudrer de la farine de maïs sur une plaque à pizza. Placez la pâte à pizza abaissée sur la palette ou sur une grille de refroidissement au moins aussi grande que la pâte abaissée. Faites glisser la pâte directement sur la grille du four au milieu du four préparé, ou placez la grille de refroidissement au centre du four préchauffé en utilisant la palette. Faites cuire pendant 3 minutes ou jusqu'à ce que la pâte soit un peu ferme. Retirez la pâte du four à l'aide de la palette à pizza ou retirez la grille de refroidissement lorsqu'elle est un peu dure. N'éteignez pas le four.

Déposer la sauce à pizza au centre de la pâte et l'étendre, en laissant un périmètre de 12 pouces de chaque côté. Répartir également les tomates et le basilic sur la sauce. Assaisonner de sel et de poivre au goût. Répartir le fromage également sur les tomates et le basilic.

Remettre la pizza au four. Faites cuire pendant 7 à 10 minutes de plus, ou jusqu'à ce que la croûte soit croustillante et que le fromage soit fondu. Vérifiez régulièrement pour éviter que la pizza ne brûle. Couper en tranches et servir dans un grand plat.

Pour 2 personnes

Pizza du Mexique

Il s'agit d'une version unique d'un repas traditionnel. Il contient toutes les saveurs de la cuisine mexicaine et les bienfaits des haricots, des oignons et des tomates.

- 1 croûte de pizza à base de blé complet
- 1 oignon rouge moyen émincé
- ¼ tasse de maïs doux en conserve ég égoutté
- 1 cuillère à café d'huile d'olive
- ½ (15 oz) de haricots frits sans gras
- ¼ de tasse de s s s ég ég ég ég ég ég ég ég ég ég ég
- ½ boîte (7 oz.) de piments verts
- ½ tasse d'olives noires ha ha ha ïes
- 1 tasse de tomates fraîches hachées
- ¼ tasse de coriandre fraîche, hachée
- 2 cuillères à soupe d'origan frais, haché

- ¼ de tasse de fromage râpé (mozzarella partiellement écrémée, végétal ou soja)

- Assaisonné de sel et de poivre

- Au goût, jalapeo haché (facultatif)

Préchauffez le four à 400°F. Saupoudrer de la farine de maïs sur une plaque à pizza. Placez la pâte à pizza abaissée sur la plaque ou sur une grille de refroidissement au moins aussi grande que la pâte abaissée. Faites glisser la pâte directement sur la grille du four au milieu du four préchauffé, ou mettez la grille de refroidissement au centre du four, en utilisant la palette.

Four préchauffé. Faire cuire pendant 3 minutes ou jusqu'à ce que la pâte soit un peu ferme.

Lorsque la pâte est un peu dure, sortez-la délicatement du four avec une spatule ou retirez la grille de refroidissement. N'éteignez pas le four. Placez les haricots frits au milieu de la pâte et répartissez-les uniformément sur la pâte, en laissant une bordure de 12 pouces de chaque côté. Étendre la salsa sur les haricots frits, puis recouvrir de piments verts. Répartir uniformément les oignons et les tomates sautés sur le reste des ingrédients, puis les olives sur le dessus de la pizza. Saupoudrer de coriandre et d'origan, puis recouvrir d'une couche de fromage, en laissant une bordure de 30 cm de chaque côté.

Remettre la pizza au four. Faites cuire pendant 7 à 10 minutes de plus, ou jusqu'à ce que la croûte soit croustillante et que le fromage soit fondu. Vérifiez régulièrement pour éviter que la pizza ne brûle. Placez-la sur un grand plat, coupez-la en tranches à l'aide d'un coupe-pizza ou d'un grand couteau, et servez !

Pour 2 personnes

Pizza au pesto

Qu'y a-t-il de mieux que le pesto et les tomates ? Tous deux ont des vertus anticancéreuses et sont délicieux ! En laissant les tomates en morceaux, vous obtiendrez une pizza bien remplie et délicieuse.

- 1 croûte de pizza à base de blé complet
- ¼ DE TASSE DE SUCRE DE PESTO
- Un quart de tasse de fromage râpé (mozzarella partiellement écrémée, végétal ou soja).
- 4 plum tomatoes, chopped into 12-inch pieces
- 6 onces de poulet cuit à chair blanche déchiqueté (facultatif)
- Vaporiser de l'huile de canola

Préchauffez le four à 400°F. Saupoudrez de la farine de maïs sur une plaque à pizza. Placez la pâte à pizza abaissée sur la palette ou sur une grille de refroidissement au moins aussi grande que la pâte abaissée. À l'aide de la palette, faites glisser la pâte directement sur la grille du four au milieu du four préchauffé, ou placez la grille de refroidissement au centre du four préparé. Faites cuire pendant 3 minutes ou jusqu'à ce que la pâte soit un peu ferme. Retirez délicatement la pâte du four, mais n'éteignez pas le four. Étendre la sauce pesto uniformément sur la pizza, en laissant un périmètre de 12 pouces. Répartir les tomates et le poulet râpé (si vous en utilisez) de façon égale sur le dessus de la pizza, en laissant un périmètre de 1/2 pouce autour du bord. Parsemer le dessus de fromage. Remettre la pizza au four. Faire cuire pendant 7 à 10 minutes de plus, ou jusqu'à ce que la croûte soit croustillante et que le fromage soit fondu. Vérifiez régulièrement.

Pour 2 personnes

Pizza aux poivrons et oignons sautés

J'avais l'habitude d'apprécier un sandwich à la saucisse italienne recouvert d'oignons et de poivrons sautés lorsque je mangeais de la viande. Bien que la saucisse italienne ne fasse plus partie de mon alimentation, la saveur de ces délicieux poivrons n'a pas à l'être !

- 1 croûte de pizza à base de blé complet
- ½ poivron vert en julienne
- ½ poivron rouge en julienne
- ½ julienned yellow pepper
- 1 oignon en julienne
- 4 fresh basil leaves, chopped
- 1 cuillère à café d'origan frais haché
- 2 cuillères à café d'huile d'olive
- ½ CUP PIZZA SUGAR
- ¼ de tasse de fromage râpé (mozzarella partiellement écrémée, végétal ou soja)
- Assaisonné de sel et de poivre

Préchauffer le four à 400°F. Dans un plat à mélanger, combinez les poivrons et les oignons. Arroser d'huile d'olive et assaisonner de sel et de poivre. Pour enrober les légumes, combiner tous les ingrédients dans un grand bol à mélanger. Faites cuire à feu moyen jusqu'à ce que les légumes soient al dente. Retirer la casserole du feu.

Saupoudrez de la farine de maïs sur une plaque à pizza. Placez la pâte à pizza abaissée sur la plaque ou sur une grille de refroidissement au moins aussi grande que la pâte abaissée.

Faites glisser la pâte directement sur la grille du four au milieu du four préparé, ou mettez la grille de refroidissement au centre du four préchauffé en utilisant la palette. Faites cuire pendant 3 minutes ou jusqu'à ce que la pâte soit un peu ferme.

Lorsque la pâte est un peu dure, sortez-la délicatement du four avec une spatule ou retirez la grille de refroidissement. Ne pas éteindre le four. Déposer la sauce à pizza au centre de la pâte et l'étendre, en laissant un périmètre de 12 pouces de chaque côté. Disposer les légumes cuits de façon égale sur la sauce, puis recouvrir de fromage.

Remettre la pizza au four. Faites cuire pendant 7 à 10 minutes de plus, ou jusqu'à ce que la croûte soit croustillante et que le fromage soit fondu. Vérifiez régulièrement pour éviter que la pizza ne brûle. Placez-la sur un grand plat, coupez-la en tranches à l'aide d'un coupe-pizza ou d'un grand couteau, et servez !

Pour 2 personnes

Pizza aux légumes rôtis

J'ai sélectionné ces légumes, mais vous pouvez utiliser les légumes que vous voulez.

- 1 croûte de pizza à base de blé complet
- 5 cuillères à café d'huile d'olive
- 2 tasses de brocoli, coupé en cubes de 1 pouce
- 2 tasses de chou-fleur, coupé en cubes de 1 pouce
- 2 carrots, peeled and cut into 1-inch pieces
- 1 oignon, tranché en cubes d'un pouce d'envergure
- 1 grosse tomate en dés
- Assaisonné de sel et de poivre

- 2 grosses g g g g g g g g g g d'ail é é é é é é é é é é é é é é é é é é é
- 4 big fresh basil leaves, chopped
- 1 cuillère à soupe d'origan frais haché
- ¾ de tasse de fromage râpé (mozzarella partiellement écrémée, végétal ou soja).
- 2 cuillères à soupe de fromage faible en gras râpé
- Le fromage parmesan
- Saupoudrer de farine de maïs

Préchauffer le four à 400°F. Dans un saladier, mélanger le brocoli, le chou-fleur, les carottes et l'oignon. Arroser d'huile d'olive, assaisonner de sel et de poivre, et mélanger pour couvrir les légumes. Placez les légumes dans un plat de cuisson de 9 x 13 et faites-les cuire pendant 30 minutes dans un four préchauffé. Faites cuire pendant 30 minutes, ou jusqu'à ce que les légumes soient al dente. Mélangez avec une grande cuillère de temps en temps pour éviter que le feu ne prenne. Sortez le plat du four.

Saupoudrez de la farine de maïs sur une plaque à pizza. Placez la pâte à pizza abaissée sur la palette ou sur une grille de refroidissement au moins aussi grande que la pâte abaissée. Faites glisser la pâte directement sur la grille du four au milieu du four préparé, ou placez la grille de refroidissement au centre du four préchauffé en utilisant la palette. Faites cuire pendant 3 minutes ou jusqu'à ce que la pâte soit un peu ferme. Une fois que les garnitures sont sur la pizza, vous pouvez simplement la retirer de la palette ou de la grille de refroidissement. Lorsque la pâte est un peu dure, sortez-la délicatement du four à l'aide d'une spatule ou retirez la grille de refroidissement. N'éteignez pas le four.

Mélangez l'ail et 2 cuillères à soupe d'huile d'olive et répartissez-les sur la pâte à pizza, en laissant un périmètre de 12 pouces. Saupoudrez l'origan et le basilic de manière égale sur la pâte, puis les légumes de manière égale sur les herbes et le fromage sur les légumes. Faites cuire au four pendant 7 à 10 minutes supplémentaires, ou jusqu'à ce que la croûte soit croustillante et que le fromage soit fondu. Garnissez de parmesan, coupez en tranches et servez ! Venez nous voir régulièrement.

Pour 2 personnes

Milton Keynes UK
Ingram Content Group UK Ltd.
UKHW021012301023
431589UK00013B/183